四象脉诊

罗松 著

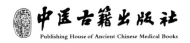

中医古籍出版社
Publishing House of Ancient Chinese Medical Books

图书在版编目（CIP）数据

四象脉诊 / 罗松著 . —北京：中医古籍出版社，2019.9（2020.1 重印）

ISBN 978-7-5152-1942-4

Ⅰ . ①四… Ⅱ . ①罗… Ⅲ . ①脉诊 Ⅳ . ① R241.2

中国版本图书馆 CIP 数据核字（2019）第 149828 号

四象脉诊

罗松 著

责任编辑 张 磊

封面设计 映象视觉

出版发行 中医古籍出版社

社 址 北京东直门内南小街 16 号（100700）

电 话 010-64089446（总编室） 010-64002949（发行部）

网 址 www.zhongyiguji.com.cn

印 刷 北京市泰锐印刷有限责任公司

开 本 710mm×1000mm 1/16

印 张 13.25 彩插 2 页

字 数 203 千字

版 次 2019 年 9 月第 1 版 2020 年 1 月第 2 次印刷

书 号 ISBN 978-7-5152-1942-4

定 价 46.00 元

四象脉诊

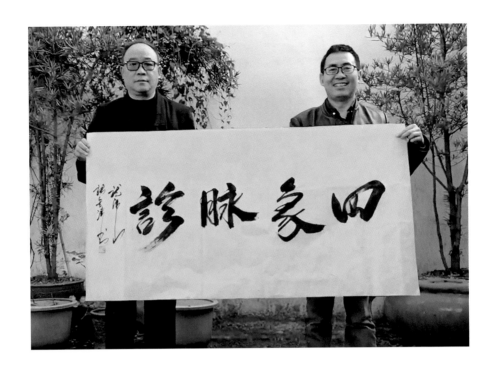

张金涛先生为四象脉诊题字

张金涛（图左）
龙虎山嗣汉天师府住持
中国道教协会副会长
江西省道教协会会长
全国人大代表
鹰潭市政协副主席

罗松（图右）
道教教职人员、授箓法师
中、西医全科主治医师
医圣道医道医流派传承人
北京岐黄普济中医研究院院长

序

道教是在中国本土生长起来的古老宗教，一直随着社会的发展在不断进步着。道教是中华传统文化的重要参与者、传承者和贡献者，纵观古今，道教历史上出现过许多造福社会的高道，贡献了大量的知识财富，留下了丰富而宝贵的文化遗产。

中国的传统医学是具有强大生命力的，历经数千年的发展，其秉承的理论基础并没有变化，在与现代医学的比较竞争中仍具有一定优势，这说明了中国古代先贤们的高度智慧和中医技术的强大实用性。医、道本是同源而生，道教在漫长的发展过程中，吸收了诸子百家文化的精髓，同时也在保护和反哺着诸子百家与社会文化。

罗松行医多年，学贯中西，也在社会上获得不少赞誉。现在，他将自己所学所研著述成册，既是效仿道教先贤的善举，更是响应了国家"支持中医药事业传承创新发展"的号召，展现了他热忱的爱国爱教之心。

希望罗松不要止步于此，而是更加积极进取，不断前进，将更多的医疗技术经验整理出来贡献社会，在弘扬中华优秀传统文化、发掘道教宝藏等方面起到更大的作用。

目录

四象脉诊

四象脉诊

四象脉诊

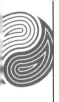

第一章　传统医学与道家

医，古代繁体字写作"醫""毉"等，望文生义，即可知晓古代巫与医的关联极其紧密这一事实。毋庸讳言，中国传统医学确实是从原始巫术中派生演化而来，在历史文献的考据中也能够得到许多佐证。早期古籍中多次出现过"巫""医"关联的内容，《山海经·大荒西经》记载道"有灵山，巫咸、巫即、巫盼、巫彭、巫姑、巫真、巫礼、巫抵、巫谢、巫罗十巫，从此升降，百药爰在"；《逸周书·大聚解》说道"乡立巫医，具百药以备疾灾"；《论语·子路》说道"人而无恒，不可以作巫医"；《墨子·迎敌祠》说道"举巫、医、卜有所长，具药，宫之，善为舍"；《吕氏春秋·勿躬》记载道"巫彭作医，巫咸作筮"；《吕氏春秋·尽数》说道"故巫医毒药，逐除治之"；《说苑·修文》说道"使有司吊死问疾，忧以巫医，匍匐以救之"。三国时期的《广雅》甚至明确地说道："医，巫也。"无论著名的巫彭等十巫师在历史上是否真实存在过，这些古籍的记载都可以充分说明，先秦时期的巫师群体同时也在兼任着医生的职能。《周礼·夏官司马》中记载道："巫马：掌养疾马而乘治之，相医而药攻马疾。"马匹是古代重要的战争资源之一，《周礼》中的记载表明，巫师群体所掌握的医学知识已经比较丰富，不仅限于医治人体疾病的范畴，已具备相关的兽医知识，并设立了专门的兽医官职。据此可以推测：中国早期的原始医疗体系应是由巫师群体所创建的。

社会是从蒙昧原始的状态朝着文明现代的方向不断进步，必须肯定的是，在最初的原始社会时期，巫师群体是掌控着"垄断性专利技能"的"高级知识分子"，承担着与鬼神沟通、卜筮预知、学术传承、协助决断国家大事等重要社会职能，其他社会阶层不允许参与，也难以进行干预。但是随着社会文明的发展，人们认识水平的不断提高，能够学习和掌握知识经验、独立思考判断，乃至创立学派学说的群体愈多，社会分工进一步清晰明确，巫师群体的社会地位也在不断衰落着。随着中国原始医学的承袭者掌握积累了足够的医疗经验，他们主动选择了与巫术体系分道扬镳，在尝试沿袭着医疗经验的同时，摸索探究更为合理化的医学理论指导思想。在这个转变中，道家思想起到了重要的推动作用。

尽管中国道教形成有组织的宗教团体是在较晚的东汉末年，但其秉承的原始宗教形态和道家哲学理论系统，早在上古至先秦时期便已陆续出现。原始道教当然也是源自于蒙昧时代的巫术体系，现今道教祭祀供奉天地神明与先贤的仪式，即是继承了原始社会时期的祭天、祭祖传统。道教虽然起源于无知，却并未陷滞于蒙昧，是一个思想精神非常开放的宗教组织，在继承了巫祝之术之后，兼收并蓄其他"有用"的知识体系与思想学说，如方仙道对世界认知理论与神明崇拜体系、诸子百家的思想言论、民间积累流传的自然科学知识和经验等，并有所扬弃地将之融为一炉，形成了以"道"为最高信仰，奉黄老、庄子的哲学思想为最根本理论体系，以"阴阳五行"学说来阐释世间万物规律的宗教组织。正是思想上的包容和形式上的开放，使得道教始终保持着积极的世界观。相较儒家"敬鬼神而远之"这样对未知的回避态度、巫术的屈从于天定命运和归咎于鬼神意志的悲观消极思想，道教人士在崇敬天地神明的同时，提出了"神仙可学""我命由我不由天"等口号，彰显了不接受命运现状、积极探寻和希冀掌握未知的进取精神。

在道教文化上千年的发展演进历史中，在道教人士追求"修道成仙"的过程里，随着重要历史人物不断被吸收进入神明崇拜体系，自然科学知识不断的探索和发现，从听天由命难以探究的祝祷形式，到主动寻求和革新医疗方法，探索掌握切实可行的操作，实践可以循例验证的医疗和药品配制方案，思考和总结人体与自然宇宙的大统一关系理论，道家推动了医疗技术不断地尝试和创新，医疗理论进一步完善和验证。古代就有"十道九医"一说，道家人士常常乐于接受和履行"医生"这一社会分工职责。尽管道家倡导的是"清静无为"理念，但无论是哲学思想、政治军事、阴阳五行、天文地理、历法算术、农桑水利、音乐娱乐、方术技术、卜筮观相、风水堪舆、炼丹服食、养生导引等与社会生活相关的事务，凡是"有用"，甚至是"有趣"的事物，道家均有不同程度的钻研涉猎，医疗技术体系与道家养生和成仙的目的紧密相关，当然更不可能例外。著名道医抱朴子葛洪就提倡："是故古之初为道者，莫不兼修医术，以救近祸焉。"掌握医疗技术，推动其发展进步，不仅可以作用于自身，还能够作用于他人，服务于社会，是完美符合道家"济世救人"这一重要宗旨的。《道德经》说道："修之于身，其德乃真；修之于家，其德乃余；修之于乡，其德乃长；修之于邦，其德乃丰；修之于天下，其德乃普。"仅从文字上理解，似乎只是在阐述"道"与"德"的抽象理念对个体和社会逐步产生的影响，但道家在思考问题时从来不会仅仅拘泥于文字表意的限定，而总是将高度提升到天地宇宙的层面上。《抱朴子·内篇·地真》中说道："故一人之身，一国之象也。胸腹之位，犹宫室也。四肢之列，犹郊境也。骨节之分，犹百官也。神犹君也，血犹臣也，气犹民也。故知治身，则能治国也。夫爱其民所以安其国，养其气所以全其身。民散则国亡，气竭即身死，死者不可生也，亡者不可存也。"《抱朴子·内篇·明本》中更阐扬道："夫道者，内以治身，外以为国，能令七政遵度，二气告和，四时不失寒燠之节，风雨不为暴物之灾……疫疠不流，祸乱不作……此盖道之治世也。"道家认为"道"是无所不在、恒定不变的规律，不会因为个体差异而产生不同的作用，既能够作用于细微个体，也能够影响家国政体和自然规律。人身个体产生疾病和世界整体发生祸乱，实际的原因都是未能合乎"道"，如果顺应"道"的规则，无论是人体还是世界，都可以恢复安定平和。从另一个方面来说，也是由于古人缺乏现代科学的精密仪器和系统化研究理论，不能直接观察到病原体，无法观测到脏器的病变过程和过程状态，无法详细了解致病原因，难以通过现代实验室技术来合成化学药剂，靶向性地针对器官、病灶或病原体进行治疗。但科技发展上的局限性恰好帮助古人提升了思维高度，因为道家在思考问题时从不单独着眼局部，而惯于上升到高度抽象的哲学层面，所以在医学领域方面以"天人合一"的大统一理论直接切入人体分析，以"阴阳""五行"知识体系作为医疗技法和药物配制的指导原则，也就顺理成章了。古代医家不再局限某一具体位置的病况，而是通过抽象思维与哲学理论相结合，总结出了一套针对人身整体的医学理论，并通过无数次的实践经验来验证和修正它。从病象观察、人体探知分析、推断病因，到提出辨证施治方案、采集药物、炮制药性、内治或外治方法，以及康复理疗、治疗禁忌、愈后生活注意事项等环节中，无不蕴含着道家思想。

四象脉诊

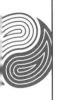

从许多秦汉时期的典籍记载来看，浓厚的神话元素融入了历史事实之中，形成了光怪陆离的传奇和寓言故事。古人似乎难以脱离神学范畴，将众多文明的进步和思想与技术的成果都归功附会于"天授、神授"这样的超自然力量。就像被奉为中华民族始祖的轩辕黄帝，集诸多成就于一身，服饰、文字、房屋、舟车、音律、礼法、历法、仙术、医学、养生、术数、兵法、弓矢、指南针、农业改良、治国方略等方面，在传说中不是由黄帝亲自创立，就是旨令臣子创造，或是得到了九天玄女、龙马神龟等神仙的授予启示。从表面上来看，中国古代医学应该会无可避免地固守在巫术神学体系中，然而仔细研究文字探察实质，其内容却是严肃谨慎而富于思辨的，具有相当理性的认知。关于从巫到医的转变过程，在史籍中少有去巫存医的直接记录，不过仍然可以在典籍中推断出有力的证据。现代出土的马王堆帛书《五十二病方》虽然出自汉文帝时期的墓葬，按照专家学者对于文字书法形态和内容方面的考据分析，抄写的时间一定不会晚于秦末汉初。《五十二病方》中记录了多种病名、药名、炮制药品方法、合成药剂方法、药剂服用方法、医疗饮食禁忌、外科手术治疗和祝由方术治疗的内容，有的是针对同一种病症的多种治疗手段，有的是同样的药物存在着多个名字，甚至有的文字写法前后不一致，并且所有医方都没有方名。种种迹象表明，书中所记载的医学内容必然是出现在更古老的年代，历经很长时间从各地方积累汇集而来，并非一人或多人于同一时期所写就。《五十二病方》的医学内容原始古朴，医法药方多而祝由方术少，许多医疗方法之后会注明"尝试""已验""令"（好、善的含义），却少有对病因的说明，更见不到任何有关医疗理论的论述。显然，此书正是中国原始医学在从巫术向经验医学演进的过程中形成的，表明当时的医家已经具备了诸多医疗经验，却尚未总结出适合的理论框架来架构支撑医疗体系。

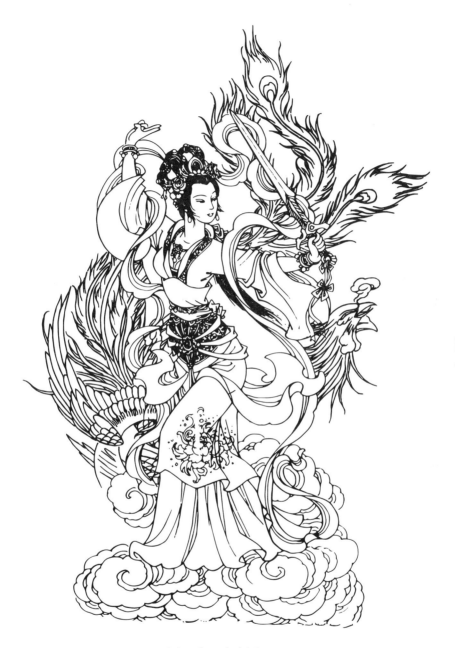

图1: 九天玄女图

汉代司马迁编著的《史记》中，就出现了古代神医扁鹊明确反对巫术的记载："信巫不信医，六不治也。"说明至少在战国时期，富于理性的医家就

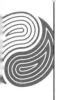

已经摒弃了巫术，后世也认同这样的做法，并在私人编纂的史籍著作中予以肯定。被传统医学奉为圭臬的《黄帝内经》则写道："古之治病，惟其移精变气，可祝由而已。今世治病，毒药治其内，针石治其外……"对于祝由方术仅是一句带过，更关注医学理论和医疗技法，并借岐伯之口否定了祝由方术的作用："所以小病必甚，大病必死，故祝由不能已也。"

自中国古代医学脱离巫祝之术后，并未停滞于经验医学这一领域，止步于"治疗疾病"这一阶段，道家思想仍然在推动其进一步发展。中国古代医学理论的产生，离不开哲学思想的指导，中医理论发轫于道家思想，滥觞于《黄帝内经》，流传至今的诸多医书、药书和医疗方法，几乎全部据此经为基本，而道家的哲学思想则为中国传统医学理论系统的建立奠定了坚实的基础。纵观中国古代医疗发展历程，从远古时期难以捉摸探知的巫祝之术，到摸索经验和总结积累病症治疗方案，直至向辩证循例的科学化、技术化、系统化、理论化的方向转变，道家思想在其中起到了核心的指导作用。《史记·扁鹊仓公列传》所记载的医学相关内容，已具备了相当的系统性和条理性；先秦两汉出现的《黄帝内经》《难经》《伤寒杂病论》等书籍篇章，已在严肃地探讨研究医学理论。《扁鹊仓公列传》中的内容涉及脉诊、针灸、汤剂等医疗技法，以及阴阳、人体气机运行、经络腧穴等理论论述，格外突出描述了脉诊技法，强调脉诊在"辨证施治"医疗过程中的重要作用。《黄帝内经》更是集古代医学之成就，以道家思想理论为梳篦，将古代经验医学的诊法、疗法、病因、病症、脏腑、经络、穴位、治疗原则等逐一梳理清楚，在实践验证理论、理论指导实践的统一模式中论述医学，用哲学理论对已知的医疗经验做出规律性的分析和总结。《黄帝内经》的出现为古代医学的发展找到了方向，后世医家不必再广泛汇集整理病名药方才能依循经验来治疗病症，只要按照规则逻辑来分析和推断未知病况，正确辨证和制定医疗方案，就有很高的可能性治愈病症或减轻病痛。不仅如此，在熟悉和掌握了医疗理论后，预知处于潜伏期的疾病、预防疾病发作也成为了可能。从此，"治病"不再是古代医家的唯一目的，"病体康复"和"保健身体"则成为了重要目标，从而引发了古代医家对"病"与"医"的深度探索。中国古代医学理论并不认为人体在尚未出现明显症状时就一定是正常的、健康的，当某些器官或功能的亢进与衰退，或者饮食不协调、生活不规律、欲望不节制、忽视外界环境变化等，必然会对人身的整体健康产生不良影响，如果不加以调整改善，最终将出现疾病症状。《黄帝内经·素问·四气调神大论》中提出："是故圣人不治已病治未病，不治已乱治未乱，此之谓也。夫病已成而后药之，乱已成而后治之，譬犹渴而穿井，斗而铸锥，不亦晚乎？"《抱朴子·内篇·地真》中说道："是以至人消未起之患，治未病之疾，医之于无事之前，不追之于既逝之后……百害却焉，年命延矣。"这些思想均与现代医学的理念相符合，提倡对疾病慎用药物，加强自身的保健锻炼，提高免疫系统功能，饮食营养均衡，生活节奏规律，从而达到健康长寿、百病不生的目的。

四象脉诊

第二章 道医与中医的异同

　　从广义上来讲，"中医"这个名词应当是集合所有流传在中国境内的各种民族医学、宗教医学的统称，但本书仅讨论狭义的"中医"概念，即：由中国汉民族创造的古代经验医学，在与道家的哲学思想融合之后，构建与之一脉相承的理论体系，历经千百年的发展、变化、传播继承和实践的中国古代医药学。

　　道家思想推动了中国传统医药学离开巫术，以"天人合一"的整体观为基础，以"阴阳五行"学说作为具体分析和实际操作的方法论，将传统中医从经验医学进一步转变成为辨证医学。《周易·系辞传》说道："一阴一阳之谓道。"阴阳在中国古代道家哲学思想中用于概括描述对立统一的关系，阴阳既可以代表相互对立的两个事物，也可以代表同一事物中相互对立的两个特征、相互制约的两个条件、相互作用的两个因素，在一定的条件下，阴阳甚至可以彼此相互转变。《道德经》说"万物负阴而抱阳，冲气以为和"，就是在阐述对阴阳的观点，认为万事万物都具备阴阳两个方面，相互作用而达到平衡状态。《黄帝内经·素问·阴阳应象大论》说"阳根于阴，阴根于阳"；《医贯砭·阴阳论》也说道："无阳则阴无以生，无阴则阳无以化。"古代医家很早就应用了"阴阳五行"学说作为医疗理论的基础。五行被认为是构成世间万物的五种属性，五行的描述最早见于《尚书·洪范》："五行：一曰水，二曰火，三曰木，四曰金，五曰土。水曰润下，火曰炎上，木曰曲直，金曰从革，土爰稼穑。润下作咸，炎上作苦，曲直作酸，从革作辛，稼穑作甘。"将五种具体事物与抽象特征进行关联。随后，五行的概念被阴阳家采纳吸收，形成了"万事万物蕴含两个对立特征，属于五种具有相互生克关系属性之一"的阴阳五行理论。阴阳五行从具体事物的取象类比出发，用于阐释世间一切事物的特征属性，在医学上类比为人体五脏、六腑、五官、气血、筋骨皮肉、心性、外表特征、药材属性和炮制方法等，并用于病理分析。《黄帝内经·素问·阴阳应象大论》直接运用天人合一理论，将自然界与人体统一整合起来。所以，古代医家无论是判断病情、组方用药，还是提出施治方案，其首要原则几乎全部是以促进人体自我调整功能，恢复人体"阴阳平衡""五行调和"为目的。古代医家不仅将已知的生理、病理、解剖、疾病防治经验与之相结合，更大胆地将理论运用于实践中，对未知疾病病因、病情进行推导分析，依此理论原则来指导诊断治疗和用药，并在千百年来的理论实践过程中得到了无数次验证。

但是，应用着同一套理论架构的中国古代医家，在医学的继承和实践中却逐渐发生了分歧，从教学方法、诊断方法、治疗方法、分析方法等方面产生了差异。

第一节　传承差异

在"济世救人"的理念实施过程中，一部分医家受到儒家"仁爱"思想、墨家"兼爱"思想的影响较多，认为医学技术知识应予以广泛传播，令所有人掌握，既能够让世人关爱家人实行孝悌，又能够照护身边周围的邻友，对社会非常有益。因此，这部分医家的医疗理论技法在传承中较为开放，不仅有师徒传授的继承学习方式，还大量使用文字载体广泛扩散传播，逐渐成为传统中医的主流。可是仅仅通过阅读的方式来学习和理解医学的弊端也很明显，许多学习者时常会因文字错误、通假或缺失、语意不达而产生理解偏差，或在实践中产生错误认知，不仅无法得到及时纠正，还可能会作为医案经验被流传继承。更严重的是，通过书籍学习的方式，只利于学习药性、方剂组成等固定知识内容，而外科医生（古称"疡医"）的技能，单凭诵读和理解，缺少有经验人员的指导，缺乏长时间的训练和案例经验的积累，很难真正掌握相关技法。对于需要领悟和磨炼的病理诊断技能，缺少师长指点和及时纠错，就更难以捉摸，这就导致了后世主流中医医家逐渐专注于汤液方剂，而早在《黄帝内经》和马王堆医学文献中就已经记载的刀针砭灸等外科技法和脉诊精要，几乎在主流中医内部失传，或难以得到发展进步。

另一类医家在秉承着普济众生理念的同时却保持着警惕意识，恪守道家原则，格外提防着行止不端的人对"道"的觊觎。道家认为，"道"不是人格化或神灵化的一种带有主观意志的超自然力量，是无所不在的一种客观规律，而规律是可以被学习掌握的，正人君子得"道"后可以造福苍生，但心术不端的人得"道"后必然为祸惨烈。正如《庄子·外篇·胠箧》中的成语"盗亦有道"所讲述的道理：当普通盗贼领悟了"圣、勇、义、智、仁"的含义并身体力行后，就会成为剧盗。著名道医孙思邈对此也不无担忧，唯恐居心不良的人士掌握医道，却会成为"含灵巨贼"。为了避免将正确的知识技能传递到错误的人手中，道家制定了非常苛严的继承传播原则，不仅在选择继承者方面必须进行长时间和严格的考察，并将传播继承的过程加以仪式化和神秘化（拜师与盟誓），将最核心的知识内容体系封闭化（内部嫡传），用晦涩难懂的内容阻止了心存疑虑、意志不坚或缺乏理解力的人士深入探索，因此，道家的许多重要知识技能往往只掌握在少数世代相传或一脉相承的派系中。有时道家的书籍文献中也会留下文字记录和注解说明，但同时也会在关键性文字中大量使用隐喻类比，使普通人见之不明，只能通过师徒之间的口传心授方式来理解隐喻含义。例如被誉为"万古丹经之王"的《周易参同契》一书，大量引用《周易》的卦象爻象作为炼外丹（化学反应）和炼内丹（道家导引养生气功）的类比说明，文辞精练，恍惚难解，令人望而却步。还有《黄帝内经》中记载的"九针"，在现今的书籍中只能找到针具名称、长短和功能作用等介绍性说明，但针刺治疗的手法、针对具体病症的用法和练习方法的内容已经亡佚很久，仅在少数道家流派内部传承，"烧山火""透天凉"等阴阳五行针法遂成为神奇的传说。正是在坚持"宁被误解也不辩白，宁愿断绝也不轻传"的原则下，中国传统医药学终于分离出一个极少为人所知的隐秘流派——道医。

第二节　病情诊断与治疗

在任何时期的医疗实践过程中，患者病因的推断和病情的判断是最重要的环节，一旦诊断失误，将会把治疗导入歧途，轻则延误治疗，重则患者直接丧生。可是患者常常对自身的病况认知或表述不清，就如《扁鹊见蔡桓公》的故事中所述，在病变初期，患者自身几乎毫无感知，待到觉得不适难耐之时，往往已发生器质性病变。此时的患者或难以医治，或耗资不菲，或在疗程中痛苦不堪，或最终难以痊愈，丧失部分生理机能。古代医家没有现代科学仪器来协助诊断病情，但在长期的医疗经验积累和理论实践过程中，总结创造出独特而又准确的病情诊断方式——"望闻问切"四诊合参。面诊、脉诊和问诊是中国传统医学独特的病情诊断方式，不完全依据患者的主观感受，医家可以通过其他形式获取的信息，正确地对病情做出分析判断，辨明病症后确定治疗方案。古代医家说道："望闻问切四字，诚为医之纲领。"《难经》中就讲道："望而知之者，望见其五色，以知其病；闻而知之者，闻其五音，以别其病；问而知之者，问其所欲五味，以知其病所起所在也；脉诊而知之者，诊其寸口，视其虚实，以知其病，病在何脏腑也。"可是面诊的难度在于患者存在体质、性别、年龄、生活习惯、健康程度等个体差异，呈现的气色气质和声调语音也会有所不同，如果不是经验丰富的医家，很难正确判断出病情病因。而通过脉诊就可以大幅度提高诊断准确度，使疾病在脉象中无可遁形。纯熟掌握脉诊，就可以正确把握患者整体病况。《难经》对此就赞叹道："以外（望、闻、问）知之曰圣，以内（切）知之曰神。"所以，在传统中医的四诊中，最为关键的就是脉诊，也是防止错误判断病情的最后防线。

　　自《黄帝内经》到《难经》《伤寒论》《脉经》《脉诀》等古代巨著，历代医学大家无不重视脉诊法，对脉诊断病进行详细阐述。但脉学书籍中的描述过于抽象，二十八脉中所记述的"浮、沉、迟、数、滑、涩、虚、实、长、短、洪、微、紧、缓、弦、芤、革、牢、濡、弱、散、细、伏、动、促、结、代、大"等，既难以从文字上理解感知，也无法使用辅助工具协助诊断，即便使用现代科学仪器进行人体监测，也做不到对脉象的精确区分和量化分析，"辨证"根本无从谈起。正如《庄子·天道》中的《轮扁斫轮》故事中所讲述的道理：再详细的文字，也无法令学习者掌握真谛，真正的"道"只可以感知领悟，绝不可能用文字描述清楚。如此一来，传统中医的学习者只能从书籍中大致了解操作方法，需要根据脉诊的深度不同、力度不同，将指尖感知到的各种脉象呈现、脉搏跳动节奏加以综合考虑，从而推断分析患者的病症和病情。然而，世间没有两个完全相同的事物，也没有两个完全一样的患

四家脉诊

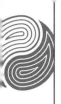

者，即便是相同的病症，受到患者高矮胖瘦、性别、营养摄入、血管粗细、日常心跳速度、发病时长、个人体质健康程度等因素影响，也会使得每一种脉"象"在不同人身上发生变化，还有可能存在"一病多脉、一脉多病"的情况。由此可知，通过医书传播的医学理论知识虽然可以自学继承、背诵掌握，但入门的关隘极难。正确掌握脉诊的"手感"，正确感知具体"脉象"，如果没有具备丰富经验的师长言传身教，就必须要有足够长时间的经验积累、对比试错、归纳总结，才可能逐渐趋近于正确的脉诊结果。掌握中医医术的难度可想而知。而在"试错"的过程中，患者却面临着极高的风险，可能会付出惨痛代价。正是如此，造成了当今世人对中国传统医学的误解，甚至是痛恨，"渐渐悟得中医不过是一种有意的或无意的骗子"（鲁迅，《呐喊·自序》）。

不过在道医看来，脉诊法却并不是千辛万苦才能领悟的技艺，更不是什么"特异功能"或"超能力"，仅是学医必须掌握的入门基础技法，是人人都具备学习潜质，简单易懂，能够快速领会的一种基本技能，亦不必通过无数案例和长期实践才可以得到正确总结。道医脉诊法通过指下脉触就可以直接感知到患者体内五行之"气"（道家称之为"炁"）的状态，快速将病症探知清楚，对所有病象一览无遗。不需要基于血管的搏动频率和幅度来综合考量，更无须因人而异的分析，只是基于"道不轻传"的原则，道医极少将病象探知方法传授于道门之外，更鲜见文字记载。

对于不明就里的人来说，中医与道医从诊断病情方式到确定治疗方案都极为相似，都是使用了仿佛玄之又玄的"天人合一""阴阳五行"理论，定义出无法从解剖中观察到的"奇经八脉"和"腧穴"，又将人体五脏六腑归纳出"五行生克"的属性，从脉搏跳动中断定"阴阳正邪虚实寒热"的病症，最终仍然以"阴阳五行"的原则来配伍药物组成，按照"君臣佐使"的原则确定各种药物剂量，合并熬制汤剂或制作丸散来服用，或用针、灸、砭在"经络"和"腧穴"的表面肌肤上进行治疗。但是在了解中医与道医的人看来，两者的基本差别在于认知理念与学术传承上的分歧，见微而知著，两者在实践运用中就会产生极大差异。道家其实最注重人体蕴含的"元气"，力求使之平衡而实现人体健康；辨证施治方法轻灵万变而不离其宗；病愈后的恢复和日常保健也必不可少，倡导通过锻炼养生功提高自身的"正气"，祛除"病邪"，以言传心授的教学方式令继承者快速理解掌握。传统中医也重视辨证，但既缺乏对"元气"的认知高度，又缺少学术高明的师长口传心授，遇到棘手情况常常会犹疑不决，难以正确诊断；而通过阅读书籍自行学习，仅有少数极具聪明才智之士能够快速领悟，大多数人进展缓慢，在很长一段时间内只能做到熟记"病名"与"药性"，辨证施治时束手缚脚，不得不倚重"循例"固守成方，使用经典医著中的方剂来治疗患者，甚至不加辨证地制作丸散片剂等成药，几乎要回到经验医学的旧途上。

第三节　阴和阳

道家认为"气"是构成天地万物的最基本物质元素，"气"遵从于"道"的规则，每时每刻都在运动变化之中，世间万物呈现的状态只是表象，内部还蕴含着相同或相异的"阴阳五行之气"。基于同样的哲学认知，中国古代医家认为人体一切可以观察到的外形、器官、血肉、筋骨都是表象，有不同属性的"气"蕴藏在其中，支持着人的生命，统称为"气"或"真气""元气""经气"。《黄帝内经·素问》第一篇《上古天真论》就讲述了"气"的作用，认为人的身体是秉承了天地的精气而生，当体内的"真气"协调，就不可能生病，而"真气"的旺盛和衰退是健康成长或生病衰老的关键因素，人的"真气"竭尽时就会死亡。文中所述的"真气"不是指呼吸的空气，而是"经气"，在经络中输送、遍布人体循环运行变化，支持生理活动的不可见能量。《难经》也认同道："气者，人之根本也，根绝则茎叶枯矣。"

历代中国医家总结了许多医学理论，创造了各种诊断治疗方法，但宗旨都是在于：探察人体内部"阴阳五行之气"的状态，判断病因，以调整"气"的正常循环运行为目标，通过扶助正气，祛除邪气，平衡阴阳，协调五行气的顺序相生，保养正气，减慢消耗速度，来达到健康长寿的目的。中医与道医秉承了相同的哲学和医疗理论，认可同样的人体生命活动规律，掌握着几乎一致的调整气血循环运行的方法论，所使用的医疗手段千变万化不离其宗旨。但细究核心，仍然存在着不小的差异。诊断辨证之后，无论使用怎样

四象脉诊

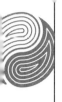

的药石针砭等治疗方法，都是在运用外部影响因素来调整人体"气"的运行，属于技术方法；而导引养生术能够在遵从客观规律的基础上，按照主观意识的要求来调整人体内部"气"的运行，调整"气"的状态，控制"气"的消耗程度，属于药物器具功能之外的心法。同样在治疗病症方面，中医无论怎样诊断辨证，灵活调整药物配伍和治疗策略，仍属于遵从固定规则、循规蹈矩的使用技法；道医则是技法与心法并用，使用内修外攘的整体治疗方法。技法和心法理念的不同就在于：技法是被桎梏于"气"的规则之下，属于作用于外部的操作形式，由外至内调整；心法是融入于"气"的规则之中来运化，由内致外的改善。心法不仅是道家提倡的"合于道"的理念，心法与技法并用也符合对"阴阳"哲学观的诠释运用。道医将药石针砭的技法与内修调气的心法互为阴阳体用，在治疗患者时，心法为阳为主动，诊断病情确定医疗方案，技法为阴为从动，来配合方案的操作；而当这个过程在被外界关注时，将心法隐藏，不欲为人知，技法则任意施用，不忌人观察模仿。这也是阴阳的对立统一，在一定条件下相互转化的哲学含义。技法尚且有迹可循，心法几乎毫无征兆。再进一步分析，心法仍可分为阴阳，为阳为善可以治病救人，为阴为恶就会伤人害人，这也是道家格外警惕，秘之而不外传的原因之一。中医和道医技法相似，心法各异，究其根本就在于对阴阳的哲学认知层次差异，中医在理解阴阳的程度上只做到了"学会使用"，而没有能够达到"融会贯通"的程度，所以难以知晓技法与心法的侧重区别，导致重技法轻心法。技法是固定刻板的，可以在墨守成规的基础上无师自通，经过认真苦学而练就。而心法活泼灵动，一触即通，变化莫测，但没有师承传授指教，穷经皓首不过是空耗时光，所以道家有句许多人耳熟能详的名言："假传万卷书，真传一句话。"

第三章　医圣道医四象脉诊

古代道家对宇宙的认知高度抽象概括，《道德经》说道："有物混成，先天地生，寂兮寥兮，独立而不改，周行而不殆，可以为天下母，吾不知其名，字之曰道。"《太平经》说道："元气行道，以生万物，天地大小，无不由道而生也。"按照古人的理解，"道"是万事万物必须遵从的自然规律，"气"是在"道"的规则中自然而然产生的，而"气"遵从"道"的规则后运行变化，生成了天地万物，这其中当然也包括人类。《黄帝内经·素问·生气通天论》中就说道"夫自古通天者，生之本，本于阴阳。天地之间，六合之内，其气九州九窍、五脏、十二节，皆通乎天气"，所以"气"也蕴含在人体中，而且还并不单一。根据"气"的变化运行的固定理论规则，最初由"先天之气"生出"阴阳二气"，继而分为四种状态（少阳、太阳、少阴、太阴）循环变化，具备了"金、木、水、火、土"五类属性，相互之间循环生克，形成动态平衡，由此产生了天地和世间万物。人体感官所感知到的事物表象尽管各不相同，但其中蕴藏的"气"都可以归类到这些抽象的属性和状态之中。人是秉承天地"真气"而生的智慧生灵，具备四肢、五官、五脏六腑、骨骼筋肉、血液循环等复杂的系统，所以人体也是一个缩小的天地宇宙，天地蕴含"气"的各种属性和状态，在人体中也同理存在，遵从"道"的规则保养体内"真气"，人就可以长寿健康，如果不能理解和遵从这种规则，人体内的"气"就会发生"阴阳失调、四象失序、五气失衡、真气耗散"等后果，病症、衰老乃至死亡就会发生。关于"道"与"气"的理论和规则在各种古籍中存在着无数记载论述，对其本质和逻辑关系剖析得清晰分明，协调自洽，诸子百家接受这一理论并高度发挥，将日月星辰、自然节气、山川河流、色彩美学、声调音律、食物味道、天文历法、礼仪品德、家国政治、人际关系等诸多方面附会整合到理论中，中医的方法论当然也不例外，几乎全盘照搬引入了道家哲学理念，用于指导病症分析治疗和药物制作等。可是在从古至今的各种论述中，虽然阐述万物是由"气"的各种运行变化所生，却从未记载过任何方法可以凭借人体的感知器官，来耳听、目察、嗅闻或直接触碰

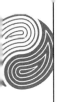

到"气"的实质存在状态、性质等特征。即便使用现代最先进的科学仪器也观察测量不到人体内蕴藏的"气",更观测不到"气"在经络中运行、在脏腑中循环变化的情况。中国古代医家几乎无时无刻不在辨析"气"的状态关系,但也只能通过"望闻问切"的四诊方法获取病症体征,分析推断人体内"气"在当前可能所处于的状态,继而制定医疗方案进行调整,再通过四诊合参得到新的体征变化,判断"气"的状态是否有所改善,继续修正医疗方案,直到治愈病患。这种只能够通过外在表象来推测内在状态的形式,更加令人难以理解接受,似乎"气"就是个故弄玄虚的概念,既无法证实又无法证伪。

不过以道家的认知来看,"气"的理论虽然玄妙深奥,却真实发生了可以观测到的影响作用,那么必定可以通过特殊的方法形式来感知印证"气"的变化和运行状态。当耳目无法探察时,就应该将心灵和触觉变得更加敏锐来感知。道家通过锻炼保养"真气"的养生导引方法,早已掌握了更准确的形式,脉诊法就是其中的一种感知方法。医者在脉诊过程中仅凭触觉,暂时忽略放弃其他感官的知觉。传统中医脉诊专注于手指下脉搏跳动的幅度节律所带来的感受,通过感觉先确定病证,再根据病证反向推导分析体内"气"的异常状态;而道医则将意念(注意力)完全集中于手指之上,不止能感知到脉搏象,甚至能够感知到脉"气"产生的特殊象。这一过程看起来似乎不可思议,但其实这是感官功能通过提高专注的方式,功能增强后的正常表现。《道德经》说道:"五色令人目盲,五音令人耳聋,五味令人口爽。"《黄帝内经·素问·经脉别论》说道:"生病起于过用。"这些论述的含义是:当过度使用身体器官功能后,消耗就会导致相应功能障碍,甚至病症的发生。嘈杂的环境会导致听力受损,光影缭乱的环境会导致视力受损;反之,在极度安静的环境中,耳朵就能够听到细微的声音,长时间闭目养神,或处于较为黑暗的环境中,眼睛感光能力会增强。同理,触觉也是如此。指尖原本是人体具备最敏感触觉的部位,可以清晰准确地分辨出冷、热、干、湿、滑、涩、锐、钝、细、糙、软、硬、酸、胀、麻、痛、痒及物体质感、形状等多种触觉感受,甚至能够分辨出纳米级别的差异区别,但长期进行各种劳作,就会使人忽视指尖的细微感觉。从这方面来讲,医圣道医四象脉诊法是一套完整的触觉恢复训练方法，以道家传承为核心，脉诊术为操作应用技法，合并了中医辨证、西医辨病的功能，学习者通过锻炼道家养生导引功法，摒弃杂念，内心澄静如水，逐渐恢复身体的触觉敏感度，增强思维的专注力，达到可以感知"气态"的敏锐状态，不仅能够获取准确的病患脉象，对医者自身亦有很强的养生保健作用。道理看似简单，却是道家千年秘传之"心法"。

除此之外，医圣道医四象脉诊法的核心还融入了《易经》中阐述的象数、数理之学。四象一词最早见于《周易·系辞·上》："易有太极，是生两仪，两仪生四象，四象生八卦，八卦定吉凶，吉凶生大业。"四象的表意为阴阳二气相互变换过程中的四种形态——少阳、太阳、少阴、太阴，也是"气"在生成万物时的中间状态。《周易·系辞·上》说道："易有四象，所以示也。"含义是通过四象可以变化展示天地间的万物类象。因此，医圣道医脉诊法名为"四象"，并非仅能探察到四种（类）病理脉象，其寓意应当是"四象俱齐，洞悉阴阳变幻之妙用"。《易经》的"易"有"变易"的含义，不拘泥于单一固定发展变化形式，从常见的六十四卦配太极图可以看到，两仪、四象、八卦、六十四卦的图案已经形成一套符号逻辑，按照"阴阳"的基本理论变化循环，这套符号逻辑系统周全完备，被后世学者多次引申发扬，创造了多种变化规则，上至天地运行变化、家国政治，下至个人品德修养、态度礼仪，补充附会了世间万象的各类内容，形成一套几乎无所不包的万有理论系统。后世易学学者从不同的理解角度出发阐释《易经》，形成了"象数""义理"等主要流派，象数流派的学说比较接近道家，力图还原易卦与自然之间的象征关联（象），分析推断事物成败始终（数）；义理流派最初结合老庄思想钻研《易经》文辞释义，从中探索世间道理，在发展中逐渐偏向儒家学说。兴盛于北宋时期的数理之学，公认是由著名的北宋五子（周敦颐、邵雍、张载、程颢、程颐）奠基造就，后以"程朱理学"之名昌盛于世。但追本溯源，理学创立之初的思想仍然是以道家的基本哲学理念为基础，包含易学象数内容的学说。北宋五子中的邵雍创立的"先天学"，首次将象数与义理、政治、天文、历法、音律、社会变化、时代变迁、个人修养等诸多方面的内容完美结合熔为一炉，象数为体，义理等为用，被称为"数理"之

四象脉诊

学而受到后世推崇。事实上在邵雍渊博的学识之中包含了道家知识体系，按《宋史·儒林五·朱震》中的记载，邵雍的河洛数、太极图等易学知识体系的传承路径为"陈抟以《先天图》传种放，放传穆修，穆修传李之才，之才传邵雍"。作为理学代表人物，在学说体系中力图尊儒去道的朱熹也承认这一说法："伏羲四图，其说皆出邵氏（邵雍）。盖邵氏得之李之才挺之，挺之得之穆修伯长，伯长得之华山希夷先生陈抟图南者。"不仅如此，朱震还提出："穆修以《太极图》传周敦颐，敦颐传程颢、程颐。是时，张载讲学于二程、邵雍之间。"这说明了北宋五子都在不同阶段受到了道家知识体系的影响。象数易学正是邵雍著作《皇极经世书》的核心，是支撑"先天学"的本体骨架。医圣道医四象脉诊所融入的象数、数理之学与之同源，以道家心法将无形无质的"气"可知化（病象）、具象化，进一步探知"本象"（病因）、"大象"（病机）和"变象"（预后），辨析病情隐显强弱，呈象规则和发展规律均与易经象数之变相合。

医圣道医四象脉诊对传统中医脉诊的超越，在于将象数易理融入后的心法与技法：传统脉诊以患者状态为主，以技法为重，脉诊时需要耗费心力的感知和思索推断，才能正确解析脉象和对应病情，而四象脉诊以医者自身为本，通过道家导引养生功法的锻炼，将脉象解析和病情对应的过程环节自然而然地融为一体，脉诊时就能够直接将病象的触感呈现在手指下，心法与技法相济并用，随着医者个人水平不断增强提高，对于病情的确定就愈加精准。

学习传统中医脉诊有三个难点：一、感知脉搏幅度与节律；二、将感知正确归纳为"脉象"；三、通过"脉象"辨证病情。由于病患性别体质差异的原因，医者必须经过大量实践操作，才可能对脉搏跳动有所感知；必须积累深厚的经验，才可能将感知正确地归纳为某一种脉象。脉象的辨证并不简单直接，有可能存在"一病多脉、一脉多病"的情况，辨证是否正确，还可能需要病患治疗效果回馈，才能得到进一步确定。因此，传统脉诊得到正确的结果需要有三步：掌握脉感、确认脉象、正确辨证。四象脉诊则一步到位：呈现病象。四象脉诊从传统脉学的最难关隘处入手，将至难化为至简，轻易将关隘打通，初学者就立刻能做到获知脏器病象。学习者不必经过总结筛选多年的杂乱经验，归纳分析正确与错误的情况，才能逐渐接近正确理论和结果，而是在入门初学时就直接掌握了正确的理论方法，之后日益提升，随着理解和体会的积累，将技能练就精深。

中国古代医家非常认同《黄帝内经》阐述的从外部了解体内病况的道理："视其外应，以知其内藏，则知所病矣。"元代著名医学家朱震亨在《丹溪心法·序言》中就说道："欲知其内者，当以观乎外；诊于外者，斯以知其内。盖有诸内者形诸外。"四诊合参基于这些原则，在望、闻、切三诊中尤其注重了解患者外部情况，并通过问诊方式对病况加以确认。历代医家一直在探讨总结内部变化反映于体表的分析方法，但是医疗实践中仍不能做到透彻理解《黄帝内经》的主要思想。《灵枢·外揣》说道："故远者，司外揣内，近者，司内揣外，是谓阴阳之极，天地之盖，请藏之灵兰之室，弗敢使泄也。"这段话含义深微，看似只是在叙述针刺治病的理论，但实际上高度概括了古代医学理论的精髓。传统脉诊的理论认为，人体脏腑的气血变化导致了脉象变化，可以从腕部诊区获知这一过程，即为从外部状态获知内部变化的"司外揣内"。但这是不足的，四象脉诊的脉象是以道医心法将阴阳五行之"气"呈象，不论体内的脏腑之气还是经脉中的营卫之气，都可以映射在身体表形上被感知到。细微到体表疤痕瘰痣，严重到体内肿瘤病变，对于各种炎症、疼痛、结石、囊肿、息肉、钙化等病症，都能够精准判定，通过对人体各部位皮肤、肌肉、筋膜、脏器、骨骼的整体感知，实现传统脉诊难以做到的"全身扫描"。医圣道医四象脉诊所具有的这些功能，是将内在心法转化为指尖技法的灵活运用（司内揣外），通过接触后将难测难知的阴阳五行之"气"，转变成为具体真实的手指触感（司外揣内），这也是医圣道医千年秘传的内外变换、妙用阴阳之心法。

四象脉诊

19

第四章　四象脉诊基本技法

　　《黄帝内经》中记载的"三部九候"的脉诊方法，早已被中国古代医家简化为"寸口脉法"，即使用食指、中指和无名指，搭在患者手腕"寸、关、尺"处，象征"天地人"三才具备。四象脉诊则另辟蹊径独用四指，将人体横向分为头颈、胸背、腰腹、腿足四个区域，再将人体从中分为左右两边，分别映射到左右手腕对应的八个区域，意为四象生八卦，可以取象万事万物的含义。

　　传统脉诊的理论秉承"气贯血脉"的认知，认为脉象与气血运行紧密相关，人体脏腑产生病变就会导致气血运行异常，脉象就会产生变化。传统脉诊有"持脉轻重"的要求，手指下的力度要准确控制为"三菽（大豆）、六菽、九菽、十二菽"等与重量相应的力度来按压脉搏，以探察肺、心、脾、肝、肾（压按至骨）的脏腑情况，初学者较难做到收放自如。而四象脉诊执简驭繁，不用衡轻重察深浅的手法，只需手指轻搭在患者四象八区之上，指下如果呈现病象感知，即为存在病症。再通过进一步仔细探察，感知到病象轮廓和"辅助手象"触感，便可以立即判知病情。

　　"辅助手象"虽然名为"辅助"，却是四象脉诊的核心，融入道医心法中的象数易理自然而然就会发生效用，将病症脉象的触感具象化，在手指下产生麻、痒、痛、酸、胀、涩、冷、湿、热、虚、实、硬、软等真实触感，依病呈象，知象断病。举例来说：在四象八区中指下如感觉有沙砾感，根据不同所属区域确定脏器，即可判定为是钙化点还是结石症；若有发热感，即为炎症；若有划伤感，即为创伤或手术愈合。呈象规则细致全面，触觉感知清晰真实，所以诊断结果能做到异常精确。

第一节　四象脉诊初阶人体定位图

　　中国古代医家很早就对人体脏腑有着解剖学上的认知，《黄帝内经·灵枢·经水》中就有关于人体解剖的论述，但无论是传统的寸口脉法还是医圣道医的四象脉诊，诊区划分原则并不完全依照人体解剖的结果，而是与阴阳五行"气"的运行路径密切相关。《黄帝内经·素问·阴阳应象大论》曰："左右者，阴阳之道路也。"其后的篇章《刺禁论》说道："肝生于左，肺藏于右。"张景岳在阐释《黄帝内经》的《类经》中注解道："肝木旺于东方而主发生，故其气生于左……肺金旺于西方而主收敛，故其气藏于右。"这些不单纯是中国传统医学结合了阴阳五行理论后的推断，也是古代医家在长期医疗实践过程中印证的事实。

四象脉诊腕部诊区划分是从上至下分为头颈、胸背、腰腹、腿足四横区，将人体从中一分为二，构成四象八区的定位。各区脏器的形状结构和上下排序，基本依照人体解剖学结构，真实还原了脏器本貌。脉诊中四横区对应人的食指、中指、无名指、小拇指，初阶定位图涵盖了人体三十处脏器。四象脉诊注重探知"气"的状态，重要器官的左右排序与人体气机升降有关，所以位置较特殊，初学者应当牢记。初阶人体定位图可以让初学者对四象体系树立基本概念，熟练掌握之后，进入到深入学习阶段时，人体器官定位就不需要刻板记忆了，四象脉诊有更加灵活的运用方法。为避免初学者混淆，本书暂不赘述。

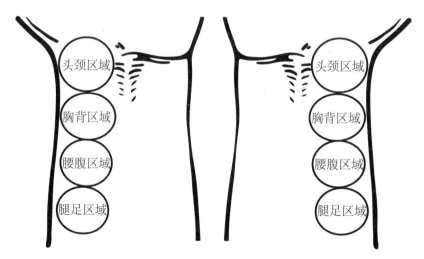

图2：四象脉诊人体定位图

注：左手映射区对应左侧身体，右手映射区对应右侧身体，相互对称。

特殊位置：

左侧：口牙、心脏、肝脏、胆囊、胰腺、肾脏、男女生殖泌尿系统。

右侧：咽喉、肺脏、脾脏、胃脏、大肠、小肠等。

第二节　头颈区定位

头颈区范围：第七颈椎与锁骨环切线以上。

头颈区脉诊定位器官：前额头、后脑、眼、鼻、牙、耳、扁桃体、咽喉、甲状腺、气管、颈椎、颈椎部肌肉等。

脉诊使用手指：食指。

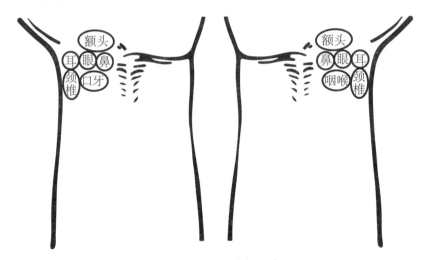

图3：脉诊头颈区腕部示意图

如上图，器官在腕部的划分较为接近人体结构，这种划分方式最贴近人体生理结构，可以很形象地记忆五官分布位置。

在实际操作中则有更简单的方法，首先定位头颈区范围（以左手为例），即以左手桡骨茎突平行于手掌腕横纹方向划分界线，左侧起自桡骨，右侧至桡侧腕屈肌，上至腕横纹以上，定为头颈区的脉区范围。

腕横纹以上是额头，腕横纹与桡侧腕屈肌交会点为眼睛。鼻子定位于近腕屈肌、眼睛以下，牙齿与咽喉位于头颈区腕横纹以下的中央位置，耳朵与鼻子平行, 位于近桡骨侧的凹陷区内。

颈椎位于桡骨, 自腕横纹向下至骨突, 依次为第一颈椎至第七颈椎, 颈椎部肌肉与颈椎处在同一区域。

左手头颈区的眼睛、鼻子、颈椎、耳, 定位为左眼、左鼻腔、左侧颈椎、左耳。

口腔、牙齿和咽喉较为特殊, 在定位时, 左手反映口腔、牙齿的情况, 右手则反应咽喉的情况。

第三节　胸背区定位

胸背区范围: 第一胸椎至第十二胸椎区域、胸腔及肋下脏器。

胸背区脉诊定位器官: 心脏、肺脏、肝脏、胆囊、胃、胰腺、十二指肠、乳腺、胸椎、胸椎部肌肉等。

脉诊使用手指: 中指。

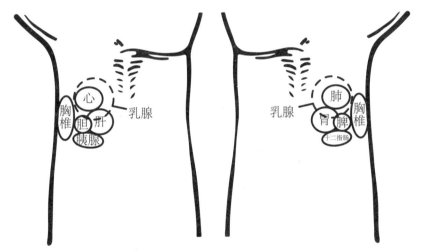

图4: 脉诊胸背区腕部示意图

将胸背区分为上中下三部分, 乳腺及心肺位于胸背区上部, 肝、胆、脾、胃、胰、十二指肠位于中部, 乳腺与心脏、肺脏重叠, 胆囊与肝脏重叠, 脾脏与胃重叠, 胰腺与十二指肠则分别位于下部。

胸背区是左右手较不对称的区域，在学习记忆时要着重区分。

本区域内，胰腺在左手胸背区下部，十二指肠在右手同区域。左侧乳房定位于左手胸背区上部，右侧乳房定位于右手同区域。

肝胆定位于左手胸背区中部，脾胃定位于右手胸背区同区域，完全不对称。举例说明，肝脏只在左手脉区存在，如果在左手摸肝脏左半部分，在右手摸肝脏的右半部分，是不对的。

胸椎位于桡骨沿线，自上而下为第一胸椎至第十二胸椎，胸椎附近肌肉与胸椎定位区域重叠。

第四节　腰腹区定位

腰腹区范围：第一腰椎至第五腰椎区域、腹腔脏器。

腰腹区脏器：肾脏、大肠、小肠、生殖系统、腰椎、腰椎部肌肉等。

脉诊使用手指：无名指。

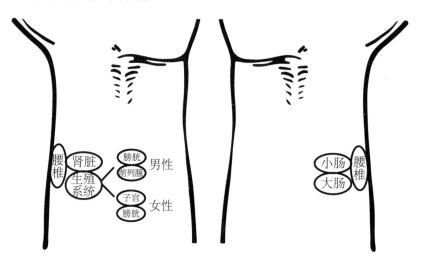

图5：脉诊腰腹区腕部示意图

将腰腹区分为上下两部分，肾脏位于左手腰腹区上部，小肠位于右手腰腹同区域，生殖系统位于左手腰腹区下部，大肠位于右手同区域。生殖系统根据性别男女略有不同。

胸背区也是左右手较不对称的区域，在学习记忆时要着重区分。

男性生殖系统为上膀胱下前列腺，女性生殖系统为上子宫下膀胱。

腰椎位于桡骨沿线，自上而下为第一腰椎至第五腰椎。腰椎附近肌肉与胸椎定位区域重叠。

第五节　腿足区定位

腿足区范围：髋关节以下至脚踝。

腿足区脏器：大腿、膝盖、小腿等。

脉诊使用手指：小拇指。

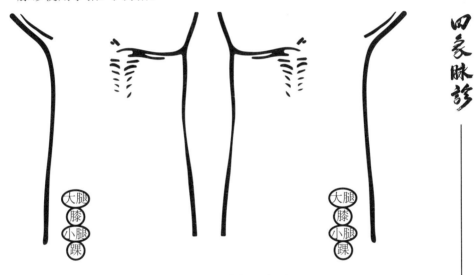

图6：脉诊腿足区腕部示意图

第六节　脉象轮廓

"脉象轮廓"的概念方法是医圣道医四象脉诊独有的秘传，本书首次将这一概念理论公诸于世。由于四象脉诊是在探知"气"运行于人体经络脏腑中的状态，当人体出现异常时，"气"也会变化为与正常不同的状态，根据以常衡变的道理，手指下即能感知到异于常态的轮廓呈象。在脉诊过程中感知异样的脉象轮廓触感，是掌握患者病况的关键。"气"的呈象形态基本与身体中的现实情况一致，所以在常见的脉象轮廓中，既有人体表形和脏器等正常轮廓，也有病灶或其他人体异常呈现的特殊轮廓。

（一）常见轮廓

1. 圆形轮廓：根据脏腑疾病不同，或大或小，例如眼睛为圆形，膝盖关节为近圆形，在脉象中都体现为圆形轮廓。初学者暂时难以做到准确辨析脏器内部结构，所以在初学阶段，胃、心脏等大型脏腑也易呈象为圆形轮廓。

2. 条形轮廓：常见于咽喉、气管、血管。

3. 弯形轮廓：常见于乳腺、疤痕。

4. 凹陷形轮廓：常见于器官缺损或功能缺损，例如缺齿时，在牙区摸到凹陷形轮廓。

5. 突出形轮廓：不规则突出，例如卵巢囊肿。

6. 肥大形轮廓：常见于增生部位，例如甲状腺肿大、前列腺增生，脉象呈现为肥大肿胀的轮廓。

7. 颗粒形轮廓：常见于结石、结节。

在脉诊中，脉象轮廓可能呈现出多种组合形式，能够组合成各种疾病形态，因为人体病症的发病原因和病况较为复杂，有时在同一部位的脉象中，可以感知到两种或两种以上的组合轮廓。例如，乳腺小叶增生的脉象轮廓，是在常见的弯形轮廓中，伴随有颗粒形轮廓。因此在感知脉象的时候要注意加以细分，辨析手指下出现的全部轮廓，以便更加精准地判断疾病。

（二）区别轮廓与普通血管形状

初学者在学习四象脉诊时，有可能会因为技法掌握尚未纯熟，将脉搏的跳动和脉象的呈现这二者的感觉混淆，分辨不清指下触觉所属，究竟是普通的动脉血管搏动，还是"气"的轮廓呈象。

区分的方法也很简单，轮廓脉象是基于"气"而呈象产生的，所以是具有四周边缘的某一种形状，通过脉诊手法中的捻揉搓按，可以找到脉象轮廓的四周边缘，即能断定指下触感为脉象；而动脉血管贯穿指下区域，呈现出只有两侧边缘、没有首尾边缘的直筒触感。所以通过辨析轮廓状态，可以准确判定指下的触觉所属。

第七节　脉象手感

脉象手感即为在脉诊中辅助手象产生的触感，是四象脉诊的核心技法。脉象轮廓呈现在指下的触觉是"形"，辅助手象给手指带来的感受则是"意"。在学习脉象轮廓时可以通过捻揉搓按的方式帮助判断，尚有技法可循，而辅助手象全凭道医的象数心法将"气"呈现为触感，心法灵动轻盈，绝不能紧张焦躁地强求。学习者内心越是轻松澄澈，身体越是平静放松，辅助手象的呈现就越快速，感觉也越清晰真实。

基于病患身体中燥、热、风、寒、湿等病"气"的阴阳五行属性不同，在辅助手象中产生的触感也会有所差异，常见的触感有麻、痛、酸、胀、涩、痒、冷、湿、热、硬、软、滑等。疾病轻微或严重程度的不同，在指下形成的感觉也会有强弱阶差。病患的症状越严重，脉象手感就越强烈，有时触感会超越与病患接触的指尖皮肤部位，传导至手指上，甚至弥漫在全部手掌中。

脉象手感是病患身体状态的直接反映，亦与病灶本身性状息息相关，如在脉诊中感觉病患腰腹区的小腹部位脉象为"胀"感，则此刻病患应处于腹胀不适状态。如在脉诊中感觉病患胸背区胆囊、腰腹区肾脏中存在"颗粒"状的脉象轮廓，且"颗粒"的脉象手感为"硬"，则病患应患有结石症，而此时有可能尚未自我感知到病况；如这种感觉发生在胸背区的肺、腰腹区的前列腺，则是患者病愈后产生的钙化点。炎症类病灶的脉象手感，脉诊中往往有伴有"灼热、电麻"触感；寒凉类病灶则直接体现为"凉"的脉象手感，脉诊中可以感受到手指下持续不断出现冷风轻拂的触感。除了上述例举的常见脉象手感外，学习者在实践中应当依据病症本身特征来细细体会触感，例如耳鸣产生的脉象手感除了"胀"感，往往还会出现高频震颤触感。这些脉象手感与病症本身的性状特征高度对应，每位病患存在的病灶种类和病情轻重程度都不可能相同，学习者在掌握脉象的时候应当灵活、细致地辨析，决不可以拘泥于一定之规。

　　初学者对于脉象手感的把握，通常先以"麻"感为基础，通过不断训练，便能够在"麻"感中逐渐区分出其他"痛、酸、涩"等脉象手感。需要特别说明的是："麻、热、冷、湿"类的脉象手感，是一种"静态性手感"，即脉象手感呈现出来的感觉持续不断，不会伴随脉搏的波动变化；而"涩、胀、硬、软"等脉象手感属于"动态性手感"，是在脉搏跳动时呈现的动态脉象触感，脉诊时指尖在脉搏的波动节律中可以感觉到这一类触感。

第八节　脉诊的基本方法

（一）诊脉手法

1. 基础手法

　　手指与皮肤呈45°角，以指目轻轻搭放在皮肤上，轻微下压1～2秒（不计按压力度与深度，诊区肌肤被手指略微压陷即可），保持接触的同时轻抬手指，释放下压的三分之一力度或一半力度，等待脉象自行呈现在手指下，这一过程称之为"候脉"。在候脉过程中心态应当保持平静，耐心等待，切忌心焦气躁。

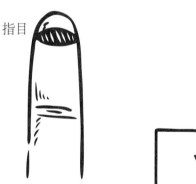
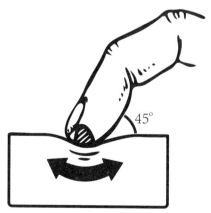

图7: 脉诊所用手指位置及手法示意图

脉诊区是一个整体区域,并不是一个点或者一条线,脉诊时手指在接触皮肤后,可以朝四面八方往复滚揉、碾动、按压,以覆盖探察全部脉诊区情况,同时微微调整深度、力度,寻找和加强脉象轮廓与脉象手感,尽可能地将脉象固定在手指控制下。

2.脉诊深度与力度

下压深度与力度是相对概念,要依据患者胖瘦体态和诊区肌肤厚薄程度进行调整。

在切脉时采用的深浅力度与人体器官分布深度近似,即体表器官在浅层轻轻搭脉取象,深层器官在深层取象。需要注意的是,深层取象也不能太用力,以尽量不碰到桡动脉为宜。

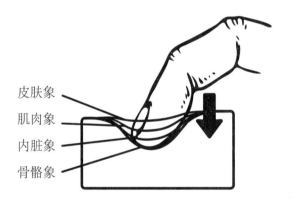

图8: 脉诊力度与取象示意图

乳腺与心、肺,胆与肝,脾与胃互相重叠,表皮疤痕与皮下肌肉、骨骼有重叠时,可以通过脉诊下压的深度与力度来区分各脏器。

以乳腺和心、肺为例,乳腺位于体表,位于脉诊区的浅层,脉诊时手指与皮肤轻轻接触即可,上下按压时,深度不超过皮肤的厚度。心脏、肺位于胸腔内部,位于脉诊区内脏层,脉诊时采用比"接触"更深的力度,深度约在皮下。

乳腺、胆、脾、表皮疤痕都在浅层取象,指下一般没有明显跳动触感。心、肺、肝、胃在皮下深度取象,脉诊时如果能触及脉搏,则可从脉搏跳动中取象。

但在进行表皮疤痕脉诊时，无论是何种体型的患者，要使用轻轻触碰、似有似无的手法，施加力度一定要格外轻柔，然后静心专注地捕捉细微手感。

3. 中级手法

（1）脉诊深度

在病症的初期阶段，就会导致人体内"气"发生轻微的异常变化，病灶产生后会使异常变化更加显著，无论轻重与否，只要出现异常，全都会在腕部诊区呈现相应的脉象。在无病正常的情况下，对应的诊区就不会出现脉象。当病象伴随着脉搏跳动产生规律性的脉象时，初学者一开始较难区分，很容易将正常脉搏与病象的波动规律混淆在一起，往往就会觉得取象受到了脉搏干扰，这通常是由于技法掌握不够熟练，脉诊时把握不好指尖的触觉。

其实进入到脉诊的深入学习阶段，对四象脉诊原理的理解更加深入，技法掌握纯熟之后，开始体会道医心法时，完全可以做到摒弃脉跳，不再使用初学阶段的一些脉诊技法。无论是体表形态、外部器官、内腑脏器，还是所有病症病灶，都可以做到只在浅表的皮肤层来获取脉象。这种技法就变得非常简单：手指仅搭在表皮层进行脉诊，使用基础手法轻压轻抬，候脉，直至诊区出现脉象。

（2）脉诊位置

四象脉诊是探测人体内"气"的状态，凭借道医心法令"气"遵从四象脉诊呈象规则，转化为手指下真实触感的过程。这一过程如同在水库中进行水质检测，只需在任意位置上杯水取样即可送检。按照这样的原理，医者实际上只需接触到病患体表，就可以感知到脏腑经络中运行"气"的状态，在四象脉诊的深入学习阶段，可以做到在人体任意接触点都能够获取"气"的信息，而不局限于腕部诊区。这种将身体任意位置做为诊区来进行切诊的方法，也是《黄帝内经》中记载的"三部九候"多处取脉法的主旨真意。

（3）以象定位

在初学四象脉诊时，应以人体定位图为框架，学习掌握基础的脉诊技法。当进入到深入学习阶段时，取象与定位的方式就可以灵活变化不拘成法，在将病患身体任意位置作为诊区时，人体定位图于心中默记，还原于指尖，以指下的第一呈象为初始坐标点，心中立即将此象周围所有的结构和脏器位置完整还原于呈象周边。举例来说，四象脉诊使用食指探察头颈区，当食指接触到病患体表任意位置，指尖呈现眼睛脉象时，便将此位置定为初始坐标点，上方为额头，下方为口唇牙齿，一侧为耳朵，另一侧为鼻子，鼻子的对侧位置则为另一只眼睛，等等。其他三指负责探察的诊区也能够据此还原。通过一个接触位置，便可以将病患身体所有情况摸清。四象脉诊在深入学习的阶段，人体定位图与指尖呈象互为阴阳体用，运用之妙存乎一心，前提条件就是必须将人体定位图烂熟于心，所有结构和器官的呈象铭记于心。

（二）候脉方法

1. 练习阶段

脉诊练习应当在四象八区中分别逐个进行，首先心中要明确练习的目标器官定位，用指尖触觉感知，而不是用眼睛寻找。因为各人存在体型和"气"态差异，脉象呈现的位置会有细微差异，人体定位图是作为范围区域和位置的相对示意，而目标脉象并不会毫厘不爽地精确出现在图中位置上。手指在目标区域位置上轻轻按压后，略微减轻按压力度，等待脉象浮出呈现。当指尖感知到脉象时，为了更准确地把握住脉象，使之呈现更清晰，可以采取捻揉、轻震表皮的手法来操作。练习中必须以被动等待的"候"字含义作为要点，绝不能焦躁着急，主动反复寻找。

2. 实战阶段

四指同时搭在脉诊区，被动等待脉象浮现，最先呈现的脉象是在病患身体中症状相对最严重的主要病症脉象。然后通过脉象所属四象八区的位置，来判断与之相对应的身体区域和病症类型。

（三）三象定病法

从诊区中获取脉象的定位，感知脉象轮廓与脉象手感，综合分析判断的三象定病法，能够精准地判断病症和病情，具体操作方法主要分为以下

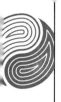

三个步骤：

1. 定位人体部位

根据人体定位图进行脉诊操作，分辨病象所属的定位区域，大致判断这一区域所有疾病出现的可能性范围。这一步骤的学习要点是必须牢记人体定位图，练习时先从头颈区的眼睛脉象开始，根据眼睛的脉象定位，寻找感知周边结构和器官脉象，每根手指负责相应的脉诊区域，记住指下呈现的脉象特征，在脉诊时心中就会清楚目标脉象。脉诊时不要主动寻找脉象，被动等待脉象浮现，将全部注意力集中在自己的手指，而不是病患腕部诊区的肌肤上。

2. 确定轮廓脉象

根据人体定位图和所获得的轮廓脉象，排除掉不可能、不正确的因素，缩小目标筛选范围。这一步骤的学习要点是在浮现的脉搏跳动上辨别脉象轮廓，需要形象记忆脏器的轮廓，细致分别病症的轮廓，如圆形、长条形、弯形、凹陷状、颗粒状等形状。

3. 辨析辅助手象

根据人体定位图、轮脉廓象，配合手指尖的脉象手感，进一步缩小疾病筛选范围，最终确认疾病病症。这一步骤的学习要点是在出现脉象后，仔细甄别是否出现了"麻、电、酸、胀、涩、热、冷、软、硬"等触觉。

第五章　四象脉中级脉诊技法

在牢记四象脉诊人体定位图、熟练掌握三象定病法的基础上，经过大量的脉诊实践，对脉诊中探察人体"气"态的原理理解更加深入后，可以学习四象脉诊的中级脉诊技法。

四象脉诊中级脉技法具有三大特点：整体把握、细节感知和至简技法。

（一）整体把握

初学者在学习人体定位图时，需要区别记忆左右手四象八区所对应的组织结构与脏器分布，进入到中级阶段就可以不再受左右分区的限制，无论人体的正面、背面、体内、体表，均可从心所欲随意切换调取，无须切换病患的左右手，这也是道家"穷尽生化，合为太一"的真意。

（二）与细节感知

初级阶段的人体定位图是将人体沿正面中线模拟竖直切开至脊柱，展开重要的组织和器官，将其定位在左右手腕部的脉诊区，对大腿内侧、臀部或肩胛骨等部位的定位未加详述。进入到脉诊中级阶段时，掌握这些部位的定位会有更为便捷的方法，可以定位人体中任何一个位置，无论体表还是脏器中的病灶所处位置均可。

（三）至简技法

在中级阶段使用的脉诊手法，可以脱离脉跳与脉诊的深度限定，无论任何组织器官、病症病灶，都可以在浅表皮肤层获取"气"态的呈象，接触病患的位置也不限于腕部诊区，可以选取人体任意位置进行接触探察。

中级阶段所学习的探察"气"态呈象技法更为高超精妙，不仅可以在病患任意身体部位上感知到全部脉象，还会有更加细致的筛查方法用于探察人体所有疾病。初学者应循序渐进，在尚未掌握基础技法时容易混淆认知，因此本书只简介中级技法特点，不做详述。

四象脉诊

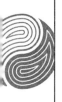

第六章　医圣道医四象脉诊内练方法

道教起源于中国上古时期，是一个以宗教理念认同为联系纽带的庞大教派统称。道教内部分化出来众多支派团体，并不是因为彼此之间存在教义理念上的矛盾冲突，而是因为道教的知识文化体系太过于博大精深，普通人皓首穷经也不过只得沧海一粟，正如庄子所言："吾生也有涯，而知也无涯，以有涯随无涯，殆矣。"所以一般人通常会在道教体系中选择较为热爱或者擅长的学习方向，深入研究思想和发展创新理论。医圣道医流派传承自巴蜀道门，历代医圣道医传承人均精研岐黄杏林之学，承袭道家"慈爱贵生、普济众生"的主旨，专以扶危济困、救死扶伤为己任。道家自古以来就非常注重养生保健理念，医圣道医流派传承了道家阴阳相济内外兼修的方法，学医入道，行医证道，外施岐黄仁术，内修行气导引，不单以医术见长，内修练气的导引养生功法也独具一格。五气朝元养生功是医圣道医流派传承学习最为广泛的一种导引内修功法，通过意念引导人体内的"气"进行锻炼，使人体内部达到阴阳平衡、五行循序，从而以内修保持健康，实现祛病延年的目的，是医圣道医保健养生理念的核心，也是四象脉诊心法的基础练习功法。

第一节　为什么是五气朝元养生功

五气朝元养生功是将自然界的阴阳二"气"引入到体内，吸收转化为属于自身的五行之"气"，以济养充实体内"元气"，达到保健和增强脏腑功能的方法。人体五脏与五行的对应关系已经被许多古代经典医书详细阐述，分别是肾属水、心属火、肝属木、肺属金、脾属土。中国古代医家认为，人体内除了在经络中运行的"营气、卫气"起到滋养形体和保护健康的作用，还有更多的五行之"气"充盈在五脏六腑之中相互转化，起到产生津液气血、排除污秽、吐故纳新、运化食物、促进新陈代谢、支持人体生命活动的重要作用。例如《黄帝内经·素问·平人气象论》中说道，"胃者，平人之常气也，人无胃气曰逆，逆者死……人以水谷为本，故人绝水谷则死，脉无胃气亦死"，认为春夏秋冬四季"皆以胃气为本"，阐述的就是胃腑之气的重要作用。

　　道家认为人是属于自然界的一部分，人的生老病死受自然界能量影响，通过导引的方式将滋生万物的阴阳之"气"引入体内，有意识地将之行气运化为五行之"气"，归藏于五脏之中，通过对五脏之"气"进行锤炼，然后将其归入"元气"，令"元气"得到补充和强化，即可内壮脏腑，外邪不侵，减缓衰老，延年益寿。人体内的五脏六腑互为表里，五行同属性的脏腑之间有经络相互连通，共同起到支持生命活动的作用，五脏之"气"是腑"气"之"本"，也是脏腑的最根本核心。因此在道家内部传承的诸多导引行气功法中，医圣道医选择了直接锻炼和补充五脏"元气"的五气朝元养生功，即以五脏为核心，行气相生，散于六腑，实于血脉，畅于四肢，营卫躯体，焕发青春，延缓衰老，是直接增强人体本元的最有效锻炼功法。

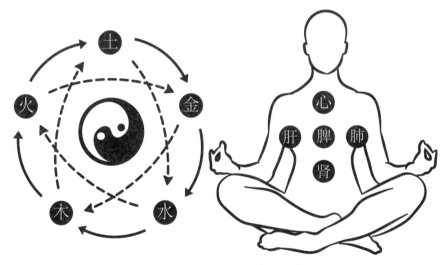

图9：人体五行及五脏关系示意图

第二节　五气朝元养生功的作用

(一)净化自身

当人体"元气"衰弱，"卫气"就会不足，便容易受到外界风邪之"气"

侵入，产生"浊气、湿气"，瘀积不散，久而致病。养生功法就是要吐故纳新，加速代谢，排除掉体内病邪之"气"，令自身内"气"充盈，纯净浩然。

（二）调节情绪，改善亚健康

情绪与五脏状态相关，易怒和肝火旺盛（肝气郁结）就是互为因果的关系。通过导引五"气"循序生化，调节肝脏功能，泄散肝火，不良情绪也会逐渐平复，还能减少高血压、心脏病的发病风险。五"气"越充盈，相互生化循环越顺畅，五脏抵御病邪的能力就越强。通过长期练习，使五气平衡，五脏调和，气血顺畅，百病不生，有效增强肌体免疫力。

（三）提高自身对"气"的敏锐觉察度

《道德经》认为水的特性近于"道"，应当如水一般选择"居善地"。通过导引锻炼，对"气"的感知度会明显提高，对"内气"和外界"气场"的感知将更敏锐，对良好环境的要求自然而然会更高，甚至能积极主动、合理有效地调整改善生活环境，更加乐观向上的生活。

（四）辅助脉诊技术提高

《易经·文言》中说道，"同声相应，同气相求……则各从其类也"，讲述的道理是：类同的事物之间会发生相互感应。当自身五"气"充足，感觉变得敏锐后，感知病患体内"气"的能力也会增强，会更迅速地运用感知人体"内气"状态和呈象等技能，对脉象轮廓、脉象手感的探察会更简单、更细致。同样是基于阴阳体用的理念，将五气朝元养生功作为心法基础，四象脉诊作为技法来应用，坚持内修锻炼能有效提升脉诊技术。

第三节　五气朝元养生功的练习方法

医圣道医流派的五气朝元养生功历代秘传，尽管锻炼的方法并不繁复，但遵从于道家的传承古训，教学必须采用口传亲授的形式，本书暂不介绍。

第七章　四象脉诊原理

当学习者初步掌握了四象脉诊技法，第一次探知到基于人体"气"态而呈现的脉象时，在欣喜兴奋之余，通常都会不禁产生疑问：为什么能感知到无形无质的"气"？这种感知是真实的吗？为什么传统的中医脉诊需要那么长时间的学习？为什么医圣道医的四象脉诊可以如此快速掌握？

四象脉诊法的确是独出心裁的创新，却并非异想天开的发明创造，而是有着源远流长的理论继承，具备深厚底蕴的道家传承，兼以大量的实践验证和丰富的经验积累来奠定的。《黄帝内经·素问·三部九候论》中首次记述了脉诊的理论和方法，但后世通过书籍文字学习的医家并未将其奉为圭臬，而是欲取精髓，在运用方法上加以扬弃，重视"寸、关、尺"三处的寸口脉诊法。《脉经》正式提出二十四种脉象，《景岳全书》提出了三十八种脉象，后世医家再统一为二十八种脉象，详细论证脉象界定，描述脉象形态。殊不知，在这一技法改革和聚焦于论证脉象种类差别的过程中，已然失却了《内经》本意。传统中医脉诊专注于分析脉象的"沉浮缓急"这一类感知象法，忽视忘却了直读象法。尽管二者操作方法极为相似，均为探察感知病患的脉"象"，但其中真髓迥然。感知象法是通过病患脉搏的振幅和频率进行推断，"七表八里九道"等抽象理论难以快速掌握。直读象法是通过探察病患体内的五行之"气"是否异常来做出判断，"软、硬、冷、热"等呈象触觉容易感知。由此可知，传统中医脉诊注重"脉"中之"象"，重视技法；四象脉诊注重的是"气"中之"神"，重视心法。究其根本，还是两者对于"阴阳"概念的理解不完全相同，导致从病情探察的起始之时，道医与中医便已产生分别。从严格意义上来说，传统中医脉诊所论证的脉"象"过于抽象化，或许不该称之为"象"，而只能称之为"脉感"。所谓"感"，是指感觉的、感悟的、抽象的、难以通过言语描述清楚的，而"象"应该是指具象化的、直观的、直接可以被感知到的。

举例类比，"感象法"就如同电器中的模拟信号电路，难免受到周边电磁波杂波串扰的影响，使声波失真，病患的情绪、紧张恐惧等心理因素直

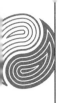

接导致肾上腺素分泌增加，都会对心脏跳动和血流速度产生影响，如果失真过大，原始声音就会被连续的杂音杂波干扰所掩盖，只有加入更精确的滤波电路将电路杂音杂波滤除，才能将原始声音还原。"精确的滤波电路"即等同于中医医家多年的正误经验之总结，积累的经验更丰富，电路功能才会更强。而四象脉诊继承下来的"读象法"却如同数字电路一般精确，只有0和1两种状态，即：有病象，或者没有病象。当然，在脉诊技能的更高阶段，这些都是殊途同归的。读象法除了感知病灶信息之外，也能够更精确地感知到脏器性状、患者情绪等诸多方面信息，但层次清晰，泾渭分明，绝不会掺杂混淆在一起。从精确度的意义上来讲，"感象法"类同于雷达或声纳探索，在大体范围上很准确，但是得到的返回信号有可能会被其他因素干扰造成误判，过于隐微的事物可能难以被感知到；而"读象法"的准确程度就像光谱分析，需要分析的物质是否包含特定元素以及都包含了哪些元素，在光谱图中一目了然，无所遁形。可以说，四象脉诊的直读象法从初始就走上了一条正确路径。

由此可知，传统中医脉诊与医圣道医四象脉诊的原始出发点就不同，所以对于"学会脉诊"的标准也不尽相同。传统中医脉诊将通晓"脉象"视为入门，学习的门槛很高，将是否能够通过脉象正确推断患者病情为衡量标准。而四象脉诊的入门门槛极低，以感知到"气"态为入门标准，稍加学习训练就可以分析出脉象与病象，对病情进行准确判断。不过这仅仅是个人在学习修行历程中的一小步而已，其实距离终极目的相差很远。医圣道医对于入门后的学习进步要求非常高，是以道家对个人品德修养的要求而提出的衡量准则，或许是绝大多数人终其一生都以难企及的高度，需要毕生的勤勉自律、持续不断的精诚努力。

四象脉诊的呈象纯系心法，整体过程似乎不可名状，为什么理论中的"气"会产生现实中的"象"，可以被指尖清晰地感知到？按照道家宇宙观的理论原则，分析事物时不应当被其表面呈现的状态所蒙蔽，世间既有表面形态相似本性却相异的事物，也有表面看来截然迥异本性却相同的事物，必须探察其背后的"气"（炁），才可以真正知晓事物的性状。从现代物理学和化学的理论来讲，构成人体的每一种基本元素、每一个原子，都是由恒星燃烧时和超新星爆发时所产生的。虽然不具备现代科学知识，中国古代道家也在按照自身对自然界的体会观测，不断探索宇宙与生命之间的关联，因而产生了"天人合一"这样抽象的理论思想。其中，一个重要的理论就是认为，万事万物的背后都离不开"元气"，看似毫不相干的事物之间，存在着"元气"的沟通。为了与自然界的空气相区分，道家创造了音同意异的"炁"字。道家对"炁"的定义为：元气，即事物本身蕴含的能量。秉承道家思想的中医学家所使用的药物方剂、医疗技术和养生气功锻炼方法，其本意就是要通过蒸煮炮制等方式纯化提炼药物所蕴含的"元气"，通过内服外敷的方法使人体吸收药物的"元气"，以恢复体内"五行之气"的平衡，或通过医疗技法调整激发人体自身的"五行之气"流通而自愈，通过"吐故纳新"的养生方法排除身上的"浊气"，取得天地星辰所蕴含的"元气"以实现自身的强健。于人体而言，按照《黄帝内经》的"藏象学说"，将五脏六腑都进行了具体而抽象的分析和总结，归纳为蕴藏着"金木水火土"五行之"气"的内脏器官。器官中所藏的"气"即为内脏能量，当五行之"气"旺盛充盈而且均衡时，人体就会健康。但如果某一类型的五行之"气"过于旺盛，就会导致有生克关系的其他脏器之"气"产生不平衡，能量受损，或是某一类型的五行之"气"变得衰弱，与之属性相同的脏器也会衰弱，人体就会产生病症。人体蕴含的"元气"慢慢衰退时，发病缓慢，"元气"迅速衰减时，则发病急速。内脏能量始终未能恢复到原始的充盈而均衡状态，则是慢性疾病，或存在病变。秉承着道家理论的道医，正是基于从探察人体各个环节"内气"的角度出发，在诊病的最初阶段，就能正确抓住患者的病症病灶和致病原因，甚至在患者未有明显自我感知的时候，就能确认隐疾。学习四象脉诊时，经过导引行气的训练后产生了对"气"的感觉，继而可以感知外界周围、接触对象的"气"态，是相同的事物类型在"相感、相求、相应、相和"过程中引发的一种状态，不是直接触摸到了"气"，实际是因为"气"的细微动荡变化对身体产生了极其轻微影响，因为身体敏感度大幅提高，所以能够感知到神经传导来细微影响变化的感觉。看似难以捉摸，但从道家的理论来讲却是合理的，当人体内的"气"发生了缓慢变化而逐渐生病的过程中，在身体隐疾时期几乎没有感知，直到

四象脉诊

病症剧烈发作时才会感到严重不适，此时人体内"气"业已发生严重变化。而医圣道医通过行气导引方式训练提高敏感度，就是为了逐步降低人体感知变化的阈值，不断提高触觉的敏锐度，做到有所变化即能发觉，一步步深入感知"气"的变化所带来的触觉。

那么"气"又是什么？道家创造了"炁"这个字，意指既虚无不可捉摸却又具有能量的事物。从现代物理学的角度来看，物质的本质就是能量，物质是能量的一种特定的状态表象，能量和物质之间可以相互转换，物质之间的相互转化也是能量的变化，例如火焰就是物质被能量激发而产生的等离子态。古人不可能知晓现代物理学质量和能量相互转换的公式，在数千年前也不可能观测认知到能量转化成物质的物理现象，但仍然敏锐地抓住了事物的本质特征，意图以"气"的变化学说来阐述能量与物质相互转化的抽象理念。《管子·心术上》说"虚者万物之始也"，"虚"字的一种含义即成为了古代宇宙论的描述概念。"太虚"一词最早见于《庄子·知北游》："若是者，外不观乎宇宙，内不知乎太初，是以不过乎昆仑，不游乎太虚。"是以"太虚"指代广漠的空间。《淮南子·天文训》说道："道始于虚廓，虚廓生宇宙，宇宙生气。"张载对此做出了论断："太虚无形，气之本体，其聚其散，变化之客形尔。"古人还讲道："气聚则形成，气散则形亡。气聚则生，气壮则康，气衰则弱，气散则亡。"《鹖冠子·环流》中写道："有一而有气，有气而有意，有意而有图，有图而有名，有名而有形，有形而有事，有事而有约。约决而时生，时立而物生。故气相加而为时，约相加而为期，期相加而为功，功相加而为得失，得失相加而为吉凶，万物相加而为胜败。莫不发于气，通于道，约于事，正于时，离于名，成于法者也。"《鹖冠子·泰录》写道："天地成于元气，万物乘于天地。"这些文字意在讲述："道"由"虚无"中产生，同时产生了"气"，"气"依照"道"的规则生成的宇宙万物和形态虚无的"气"，都只是一种暂时的状态。这些都与现代物理学的某些观点相近：真空中并非完全虚空，随时发生着能量的产生和消逝；物质是能量的一种特殊形态，可以在特定条件下剧烈地转变为能量，也可以随着时间流逝而衰变，缓慢释放出能量，最终脱离物质的形态。

"气"可以被人体感知到，这并不是神乎其神的玄理奇技，就如同眼睛能够看到事物和颜色，实质上是观察接收到能量的一种表现形式和光谱波长；耳朵能够听到的声音，即是耳朵接收到能量振动空气介质而传导出的特定波长。道家经过千百年来的实践，已经验证，经过合理的训练完全可以做到：使用触觉来感知身体的异常，运用现有的理论来推断其背后的能量（气）变化。对于暂存于理论中，暂时不能论证或证伪的未知事物，不应断然否定其作用。例如存在于理论物理中的"暗物质"与"暗能量"，至今无法被观察检测到，但是依照天体物理的实际观测和运算结果，如果不存在这样的物质和能量，宇宙早已分崩离析，不引入这样的概念假设，现代物理理论将存在着巨大的错误缺陷。科学是探索真理的一种方法，但并不是绝对唯一的衡量准则。科学存在着边界，理论中的事物暂时无法被观测和实验验证，并不意味着不存在或不能被理论方式描述。例如，尽管人类用视觉器官无法直接观察感知到高维空间，大脑也不能具体想象出高维空间的形态，但仍然可以使用黎曼几何这样的理论来推演高维空间的某些事实。20世纪初被广义相对论所预言的引力波，直到2015年才被精密实验所验证。近年来科学界在研究鸟类的辨别方向能力时，认为在鸟类的眼中可能存在一种检测磁场的蛋白质，或许鸟类的眼睛可以直接看到磁场，其中的科学原理甚至与量子学说的理论有关。著名道医葛洪的《肘后备急方》中记载治疗疟疾的青蒿，直至千年后才被研究出治病原理，提取出有效成分。此外，早期的物理学家、数学家们曾提出一种假设，认为宇宙中存在着名为"以太"的介质，可以传导光波和电磁波，经过技术和理论的发展，最终证实不存在这种介质。但这种理论并未被冠以"伪科学"之名而遭到轻视嘲讽，相反，为了纪念先贤们的探索进取，一种计算机网络技术被命名为"以太网"（Ethernet），在现代社会中得到广泛应用。这些被验证的事实和正在探索中的理论说明，无法通过科学实验完整论证的未知事物，并不影响它们发生作用和去利用它们，应在利用的同时更彻底地研究作用原理，而不是决然抛弃。积极挖掘道教道医的宝藏，深入探索理论，研究验证并发扬精华，造福众生，符合道家"济世救人"的宗旨。

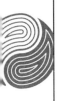

第八章 四象脉诊辨证

第一节 八纲辨证

　　八纲，即阴、阳、表、里、寒、热、虚、实，是辨证论治的理论基础之一。通过四诊掌握了辨证资料之后，根据病位的深浅、病邪的性质、人体正气的强弱等多方面的情况，进行分析综合，归纳为八类不同的征候，称为八纲辨证。

	木	火	土	金	水
五性	木曰曲直	火曰炎上	土爱稼穑	金曰从革	水曰润下
五音	角	徵	宫	商	羽
五味	酸	苦	甘	辛	咸
五色	青	赤	黄	白	黑
五化	生	长	化	收	藏
五气	风	暑	湿	燥	寒
五方	冬	南	中	西	北
五季	春	夏	长夏	秋	冬
五脏	肝	心	脾	肺	肾
天干	甲乙	丙丁	戊已	庚辛	壬癸
所主	谋虑出焉	神明出焉	周知出焉	治节出焉	技巧出焉
外华	在爪	在面	在唇	在毛	在发
在体	筋	脉	肉	皮	骨
合志	怒	喜	思	悲	恐
合窍	目	舌	口	鼻	耳
化液	泪	汗	涎	涕	唾
表里	胆	小肠	胃	大肠	膀胱

中医五行藏象理论图表

尽管各种复杂病证都可以用八纲辨证进行归纳、概括，但八纲辨证对疾病本质的认识尚不够具体、全面。例如，八纲辨证中的里证涵盖的内容广泛，还不能明确病变所在的具体脏腑；寒证与热证不能完全概括湿、燥等邪气所致病证；虚证与实证所涵盖的各种具体证的内容尚未论及。因此，八纲证毕竟只是"纲"，八纲辨证的结果比较笼统、抽象，临床不能只满足于对八纲的分辨，而应结合其他辨证方法，对疾病的具体临床表现进行深入的分析，才能对证做出更加准确的判断，为论治提供全面、可靠的依据。

八纲辨证是从八个方面对疾病本质做出纲领性辨别，并不意味着把患者的各种临床表现划为孤立而毫不相关的、界限分明的八类证。实际上，八纲之间既相互区别，又相互联系，不可分割。八纲之间存在相兼、错杂、转化等关系，因此对于八纲辨证的内容，既要掌握八纲的基本证，又要熟悉八纲之间相互组合形成的各种复合证。

从这个方面来说，四象脉诊涵盖辨证与辨病的强大功能，能够在临床诊治中为传统的辨证方法提供更准确的结果，弥补辨证诊治中难以判断分析之处。

(一) 表里

表、里是辨别病变部位内外、深浅的两个纲领。辨别表、里对外感疾病的诊断和治疗具有特别重要的意义。这是由于内伤杂病一般属于里证范畴，主要应辨别"里"所在的脏腑具体病位，而外感病则往往具有由表入里、由浅而深、由轻而重的发展传变过程。因此，表里辨证是对外感病发展阶段性的基本认识，可以说明病情的轻重浅深及病变趋势，从而把握疾病演变规律，取得诊疗的主动性。

1. 表证

表证是指六淫、疫疬邪气，经皮毛、口鼻侵入机体的初期阶段，正气抗邪于肌表，以新起恶寒发热为主要表现的证。

表证见于外感病初期，具有起病急、病位浅、病程短的特点。

【证候表现】新起恶风寒，或恶寒发热，头身疼痛，喷嚏，鼻塞，流涕，咽喉痒痛，微有咳嗽、气喘，舌淡红，苔薄。

表证常见脉象例举：

※ 表证头区脉象

【器官定位】头颈区，头部位置(详见四象脉诊人体定位图，下同)。

【病象轮廓】有明显的头区轮廓。

【辅助脉象】痛感、凉感或热感。

出现以上任意辅助脉象，均为表证范畴。

※ 表证鼻区脉象

【器官定位】头颈区，鼻区位置。

【病象轮廓】出现竖状、鼻形轮廓。

【辅助脉象】灼热感、凉感、流水感、阻塞感。

出现以上任意辅助脉象，均为表证范畴。

※ 表证咽部脉象

【器官定位】头颈区，咽喉部位。

【病象轮廓】竖状管形轮廓。

【辅助脉象】痛感、热感、干燥感

出现以上任意辅助脉象，均为表证范畴。

※ 表证皮肤脉象

【器官定位】全身皮肤。

【病象轮廓】皮肤表面出现风疹形团状轮廓。

【辅助脉象】痒感、吹风感、热感。

出现以上任意辅助脉象，均为表证范畴。

2. 里证

里证是指病变部位在内，脏腑、气血、骨髓等受病，以脏腑受损或功能失调症状为主要表现的证。形成里证的原因有三方面：一是外邪袭表，表证不解，病邪传里，形成里证；二是外邪直接入里，侵犯脏腑等部位，即所谓"直中"为病；三是情志内伤、饮食劳倦等因素，直接损伤脏腑气血，或脏腑气血功能紊乱而出现各种证。

里证可见于外感疾病中、后期阶段，或内伤疾病。不同的里证，可有不同的临床表现，故很难用几个症状或体征全面概括，但其基本特征一般是病情较重、病位较深、病程较长。

【证候表现】里证的范围极为广泛，其表现多种多样，概而言之，凡非表证（及半表半里证）的特定证，一般都属于里证范畴。其表现特征是无新起恶寒发热并见，以脏腑症状为主要表现。

里证常见脉象例举：

※ 里证心脏脉象

【器官定位】胸背区，心脏位置。

【病象轮廓】心脏轮廓。

【辅助脉象】热感、凉感、闷胀感。

出现以上任意辅助脉象，均为里证范畴。

※ 里证胃部脉象

【器官定位】腰腹区，胃部位置。

【病象轮廓】胃部轮廓。

【辅助脉象】热感、凉感、胀痛感。

出现以上任意辅助脉象，均为里证范畴。

※ 里证肺部脉象

【器官定位】胸背区，肺部位置。

【病象轮廓】肺部轮廓。

【辅助脉象】热感、凉感、水泡黏腻感。

出现以上任意辅助脉象，均为里证范畴。

※ 里证肝部脉象

【器官定位】胸背区，肝脏位置。

【病象轮廓】肝脏轮廓。

【辅助脉象】热感、凉感。

出现以上任意辅助脉象，均为里证范畴。

※ 里证肾部脉象

【器官定位】腰腹区，肾脏位置。

【病象轮廓】肾形轮廓。

【辅助脉象】热感、凉感。

出现以上任意辅助脉象，均为里证范围。

（二）寒热

寒、热是辨别疾病性质的两个纲领。

疾病有阳邪和阴邪之分，正气有阳气与阴液之别。阳邪致病导致机体阳气偏盛而阴液受伤，或是阴液亏损而阳气偏亢，均可表现为热证；阴邪致病导致机体阴气偏盛而阳气受损，或是阳气虚衰而阴寒内盛，均可表现为寒证。《素问·阴阳应象大论》谓："阳盛则热，阴盛则寒。"《素问·调经论》谓："阳虚则外寒，阴虚则内热。"即是此义。因此，寒证与热证实际是机体阴阳偏盛、偏衰的具体表现。

寒象、热象与寒证、热证既有区别，又有联系。如恶寒、发热等可被确认为寒象或热象，是疾病的表现征象，而寒证或热证是对疾病本质所做的判断。一般情况下，疾病的本质和表现的征象多是相符的，热证见热象，寒证见寒象。但某些特殊情况下，出现寒象或热象时，疾病的本质不一定就是寒证或热证。四象脉诊的脉象手感（辅助脉象）在这种情况下，就产生了极其重要的作用，通过指下的直接感受，即能正确诊断病情。

1. 寒证

寒证是指感受寒邪，或阳虚阴盛，导致机体功能活动受抑制而表现出具有"冷、凉"等症状特点的证。由于阴盛或阳虚都可表现为寒证，故寒证有实寒证和虚寒证之分。

寒证因感受寒邪，或过服生冷寒凉所致。起病急骤，体质壮实者，多为实寒证；因内伤久病，阳气虚弱而阴寒偏胜者，多为虚寒证；寒邪袭于表者，多为表寒证；寒邪客于脏腑，或因阳虚阴盛所致者，多为里寒证。

【证候表现】恶寒，或畏寒喜暖，肢冷蜷卧，局部冷痛，口淡不渴，痰、涕、涎液清稀，小便清长，大便稀溏，面色白，舌质淡，苔白而润等。

寒证常见脉象列举：

寒证常出现在五脏六腑部位及皮肤四肢区域。

※ 寒证五脏脉象

【器官定位】五脏六腑部对应区域。

【病象轮廓】五脏六腑部对应区域产生的脏器轮廓，如心脏轮廓。

【辅助脉象】微凉感、凉感、冰凉感。

※ 寒证皮肤脉象

【器官定位】全身皮肤。

【病象轮廓】无明显轮廓。

【辅助脉象】微凉感、凉感、冰凉感。

※ 寒证四肢脉象

【器官定位】四肢区域。

【病象轮廓】四肢轮廓如手、脚、腿、肩周等。

【辅助脉象】微凉感、凉感、冰凉感。

2. 热证

热证是指感受热邪，或脏腑阳气亢盛，或阴虚阳亢，导致机体功能活动亢进而表现出具有"温、热"等症状特点的证。由于阳盛或阴虚都可表现为热证，故热证有实热证、虚热证之分。

因外感火热阳邪，或过服辛辣温热之品，或寒湿郁而化热，或七情过激，五志化火等，导致体内阳热过盛所致，病势急骤，形体壮实者，多为实热证；因内伤久病，阴液耗损而阳气偏亢者，多为虚热证；风热之邪袭于表者，多为表热证；热邪盛于脏腑，或因阴虚所致者，多为里热证。

【证候表现】发热，恶热喜冷，口渴欲饮，面赤，烦躁不宁，痰涕黄稠，小便短黄，大便干结，舌红少津，苔黄燥等。

热证常见脉象列举：

热证常出现在五脏六腑部位及皮肤四肢区域。

※ 热证五脏脉象

【器官定位】五脏六腑部对应区域。

【病象轮廓】五脏六腑部对应区域产生的脏器轮廓，如心脏轮廓。

【辅助脉象】微热感、热感、灼热感。

四象脉诊

47

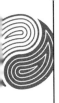

※ 热证皮肤脉象

【器官定位】全身皮肤。

【病象轮廓】无明显轮廓。

【辅助脉象】微热感、热感、灼热感。

※ 热证四肢脉象

【器官定位】四肢区域。

【病象轮廓】四肢轮廓如手、脚。

【辅助脉象】微热感、热感、灼热感。

(三) 虚实

虚、实是辨别邪正盛衰的两个纲领。

《素问·通评虚实论》说："邪气盛则实，精气夺则虚。"《景岳全书·传忠录》说："虚实者，有余不足也。"实主要指邪气盛实，虚主要指正气不足，所以实与虚主要反映病变过程中人体正气的强弱和致病邪气的盛衰。

由于邪正斗争是疾病过程中的主要矛盾，阴阳盛衰及其所形成的寒证、热证，亦存在着虚实之分。所以，分析疾病过程中邪正的虚实关系，是辨证的基本要求，故《素问·调经论》有"百病之生，皆有虚实"之说。通过虚实辨证，可以了解病体的邪正盛衰，为治疗提供依据。实证宜攻，虚证宜补，虚实辨证准确，攻补方能适宜，才能免犯虚虚实实之误。

1. 虚证

虚证是指人体阴阳、气血、津液、精髓等正气亏虚，以"不足、松弛、衰退"为主要症状特征的证，其基本病理为正气亏虚，邪气不著。

虚证的形成，虽然可由先天禀赋不足所致，但主要是由后天失调和疾病耗损所产生。例如，饮食失调，营血生化之源不足；思虑太过、悲哀猝恐、过度劳倦等，耗伤气血营阴；房事不节，耗损肾精元气；久病失治、误治，损伤正气；大吐、大泻、大汗、出血、失精等，使阴液、气血耗损等，均可形成虚证。

【证候表现】由于人体阴阳、气血、津液、精髓等受损程度的不同及所影响脏腑的差异，虚证的表现也各不相同。因此，虚证的典型证候难以概括。

※虚证五脏脉象

【器官定位】五脏六腑部对应区域。

【病象轮廓】五脏六腑部对应区域产生的脏器轮廓，如心脏轮廓。

【辅助脉象】无力感、空无感。

2. 实证

实证是指人体感受外邪，或疾病过程中阴阳气血失调，体内病理产物积蓄，以"有余、亢盛、停聚"为主要症状特征的证，其基本病理为邪气盛实，正气不虚。

实证的形成主要有两方面原因：一是风、寒、暑、湿、燥、火、疫疠及虫毒等邪气侵犯人体，正气奋起抗邪所致；二是脏腑功能失调，气化失职，气机阻滞，形成痰、饮、水、湿、脓、瘀血、宿食等病理产物，停积壅聚于体内所致。

由于实证的表现也是多种多样的，所以此处也只介绍一些共同的、一般性的问题。

【证候表现】由于感邪性质与病理产物的不同，以及病邪侵袭、停积部位的差别，实证的表现也各不相同，同样难以全面概括。

※实证五脏脉象

【器官定位】五脏六腑部对应区域。

【病象轮廓】五脏六腑部对应区域产生的脏器轮廓，如心脏轮廓。

【辅助脉象】有力感、硬感。

(四) 阴阳

阴、阳是归类病证类别的两个纲领。

阴、阳分别代表事物对立的两个方面，它无所不指，也无所定指，故病证的性质及临床表现，一般都可用阴阳进行概括或归类。如《素问·阴阳应象大论》说："善诊者，察色按脉，先别阴阳。"《类经·阴阳类》说："人之疾病……必有所本，故或本于阴，或本于阳，病变虽多，其本则一。"《景岳

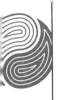

全书·传忠录》亦说："凡诊病施治，必须先审阴阳，乃为医道之纲领，阴阳无谬，治焉有差？医道虽繁，而可以一言蔽之者，曰阴阳而已。"阴证与阳证是根据阴与阳的基本属性而划分的，还可以用于归纳疾病的病位、病性和病势，由此可见阴、阳在辨别病证中的重要性。

表证与里证、寒证与热证、虚证与实证反映了病变过程中几种既对立又统一的矛盾现象，这三对证分别从不同的侧面来概括病情，所以只能说明疾病在某一方面的特征，而不能反映出疾病的全貌。六者在八纲中的地位是平等的，相互之间虽然有一定的联系，但既不能相互概括，又不能相互取代。因此，为了对病情进行更高层面的归纳，可以用阴证与阳证概括其他六类证，即表证、热证、实证属阳，里证、寒证、虚证属阴，阴、阳两纲可以统领其他六纲而成为八纲中的总纲。

阴证与阳证的划分不是绝对的，是相对的。例如，与表证相对而言，里证属于阴证，但里证又有寒热、虚实之分，相对于里寒证与里虚证而言，里热证与里实证则又归于阳证的范畴。因此，临床上对具体病证归类时会存在阴中有阳、阳中有阴的情况。

1. 阴证

凡符合"阴"的一般属性的证候，称为阴证，如里证、寒证、虚证概属阴证范围。

【证候表现】不同的疾病，所表现的阴性证候不尽相同，各有侧重，一般常见：面色暗淡，精神萎靡，身重蜷卧，形寒肢冷，倦怠无力，语声低怯，纳差，口淡不渴，大便稀溏，小便清长，舌淡胖嫩。

※ 常见阴证脉象

详见前文的里证、寒证、虚证脉象内容。

2. 阳证

凡符合"阳"的一般属性的证，称为阳证，如表证、热证、实证概属于阳证范围。

【证候表现】不同的疾病表现的阳性证候也不尽相同。一般常见：面色红赤，恶寒发热，肌肤灼热，神烦，躁动不安，语声粗浊或骂詈无常，呼吸气粗，喘促痰鸣，口干渴饮，大便秘结、奇臭，小便涩痛、短赤，舌质红绛，苔黄黑生芒刺。

※ 常见阳证脉象

详见前文的表证、热证、实证脉象内容。

第二节　气血津液辨证

气血津液辨证是根据气血津液的生理功能、病理特点，对四诊收集的各种病情资料进行分析、归纳，以辨别疾病当前病理本质是否存在气血津液病证的辨证方法。

气血是构成人体和维持人体生命活动的基本物质，其生成与运行都有赖于脏腑生理功能的正常，而脏腑功能活动也依赖于气血的推动与荣养。因此，当脏腑功能失调时，就必然影响气血的生成、敷布与运行，从而产生气血的病变；反之，气血的病变也会导致脏腑功能的失常。两者在生理上相互依存，相互促进，在病理上相互影响。故气血辨证与脏腑辨证必须相互结合，互为补充。气血辨证主要内容包括气病辨证、血病辨证、气血同病辨证。津液病主要以津液亏虚和津液输布与运行障碍为主，常见证型有津液亏虚证、痰证、饮证、水停证等。

(一)气病

气病的范围较为广泛，《素问·举痛论》说："百病生于气也。"这里的"气"，主要是指人体的气机而言。因为脏腑能正常发挥功能，有赖于人体气机和畅通达，升降出入有序。所以，当气失调和，百病乃变化而生。《景岳全书·杂症谟》言："而凡病之为虚为实，为热为寒，至其变态莫可名状，欲求其本，则只一气字足以尽之，盖气有不调之处，则病本所在之处也。"气病以气的功能减退、气机失调为基本病机，常见证型有气虚证、气陷证、气不固证、气脱证、气滞证、气逆证、气闭证等。

在四象脉诊的初级学习阶段，应先从气虚、气陷、气滞、气逆四种病证的脉象学习入手。

1. 气虚证

气虚证是指机体元气不足，脏腑组织机能减退，以神疲乏力、少气懒言等为主要表现的证。

【证候表现】神疲乏力,少气懒言,气短,头晕目眩,自汗,动则诸症加剧,舌质淡嫩。

※ 常见气虚证脉象

【器官定位】心、肺、脾、肾所对应区域。

【病象轮廓】心、肺、脾、肾对应区域所产生的脏器轮廓。

【辅助脉象】无力感、微凉感。

其他脉象:常伴有头晕、疲劳等脉象。

2. 气陷证

气陷证是指气虚升举无力而反下陷,以自觉气坠,或内脏下垂为主要表现的证。

【证候表现】头晕目花,神疲气短,腹部坠胀,或久痢久泄,或见内脏下垂、脱肛、阴挺等,舌质淡嫩。

※ 常见气陷证脉象

【器官定位】子宫、直肠、胃所对应区域。

【病象轮廓】子宫、直肠、胃对应区域所产生的脏器轮廓。

【辅助脉象】无力感、冰凉感。

其他脉象:常伴有脱肛或子宫脱垂等脉象。

3. 气滞证

气滞证是指人体某一部位,或某一脏腑、经络的气机阻滞,运行不畅,以胀闷、疼痛为主要表现的证,又称气郁证、气结证。

【证候表现】胸胁脘腹等处胀闷疼痛,症状时轻时重,部位不固定,胀痛常随情绪变化而增减,或随嗳气、矢气、太息等减轻,舌象无明显变化。

※ 常见气滞证脉象

【器官定位】肝、胃、心所对应区域。

【病象轮廓】肝、胃、心对应区域所产生的脏器轮廓。

【辅助脉象】有力感、闷胀、疼痛。

其他脉象:常伴有肝部闷胀疼痛、胃部闷胀疼痛等脉象。

4. 气逆证

气逆证是指气机升降失常，逆而向上，以咳喘、呕恶、头痛、眩晕为主要表现的证。

【证候表现】咳嗽，喘促；或呃逆，嗳气，恶心，呕吐；或头痛，眩晕，甚至昏厥，呕血。

※ 常见气逆证脉象

【器官定位】肝、胃、肺对应区域。

【病象轮廓】肝、胃、肺对应区域所产生的脏器轮廓。

【辅助脉象】有力感、气的升发感。

其他脉象：常伴有眩晕、咳嗽、呕吐脉象。

(二) 血病

血病的主要病理变化为血液不足，或血行障碍，其常见证型有血虚证、血脱证、血瘀证、血热证、血寒证。在四象脉诊的初级学习阶段，暂不对血脱证的脉象进行学习讨论。

1. 血虚证

血虚证是指血液亏虚，不能濡养脏腑、经络、组织，以面、睑、唇、舌淡白为主要表现的证。

【证候表现】面色淡白或萎黄，眼睑、口唇、爪甲颜色淡，头晕眼花，心悸，失眠多梦，健忘，肢体麻木，妇女经血量少色淡、愆期甚或闭经，舌淡苔白。

※ 常见血虚证脉象

【器官定位】心脏或肝脏区域。

【病象轮廓】肝脏或心脏轮廓。

【辅助脉象】无力感、空无感、微热感。

其他脉象：常伴有心悸、手足发麻、头晕脉象。

2. 血瘀证

血瘀证是指瘀血内阻，以疼痛、肿块、出血、瘀血色脉征为主要表现的证。

【证候表现】有疼痛、肿块、出血、瘀血色脉征等表现。其疼痛特点为痛如针刺,痛处拒按,固定不移,常在夜间痛甚。肿块在体表者,色呈青紫,在腹内者触之坚硬,推之不移,出血的特点是出血反复不止,色紫暗或夹有血块。瘀血色脉征主要有面色黧黑,或唇甲青紫,或肌肤甲错,或皮肤出现丝状红缕,或皮下紫斑,或腹露青筋,舌质紫暗、紫斑、紫点,或舌下络脉曲张等。

※ 常见血瘀证脉象

【器官定位】五脏六腑及肌肉筋骨对应区域。

【病象轮廓】五脏六腑及肌肉筋骨对应区域所产生的脏器轮廓。

【辅助脉象】有力感、硬感、刺痛感。

其他脉象:常伴有心绞痛、肝脏疼痛、胃部刺痛、肌肉筋骨等脉象。

3. 血热证

血热证指火热炽盛,热迫血分,以出血与实热证为主要表现的证。

【证候表现】咳血、吐血、衄血、尿血、便血、崩漏,女子月经量多或月经先期,血色鲜红,质地黏稠,舌绛红。

※ 常见血热证脉象

【器官定位】五脏六腑。

【病象轮廓】五脏六腑部对应区域所产生的脏器轮廓。

【辅助脉象】血液流出感、灼热感。

其他脉象:常伴有流血脉象。

4. 血寒证

血寒证是指寒邪客于血脉,凝滞气机,血行不畅,以拘急冷痛、形寒、肤色紫暗为主要表现的实寒证。

【证候表现】手足或局部冷痛,肤色紫暗发凉,形寒肢冷,得温则减;或少腹拘急冷痛;或为痛经,或月经愆期,经色紫暗,夹有血块;舌淡紫,苔白润或滑。

※ 常见血寒证脉象

【器官定位】子宫。

【病象轮廓】子宫轮廓。

【辅助脉象】血液凝固感、凉感。

其他脉象：常伴有静脉曲张、痛经、经期血块等脉象。

(三)津液病

在四象脉诊的初级学习阶段，仅对津液亏虚证和水停证的脉象进行学习讨论。

1. 津液亏虚证

津液亏虚证是指机体津液亏少，形体、脏腑、官窍失却滋润濡养和充盈，以口渴欲饮、尿少便干、官窍及皮肤干燥为主要表现的证。

【证候表现】口、鼻、唇、舌、咽喉、皮肤干燥，或皮肤枯瘪而缺乏弹性，眼球深陷，口渴欲饮，小便短少而黄，大便干结难解，舌红少津。

※ 常见津液亏虚证脉象

【器官定位】肺部、皮肤、口唇、大肠。

【病象轮廓】肺部、皮肤、口唇、大肠对应区域所产生的轮廓。

【辅助脉象】干燥感。

其他脉象：常伴有大便干结、口渴咽干等脉象。

2. 水停证

水停证是指体内水液停聚，以肢体浮肿，小便不利，或腹大胀满，舌质淡胖为主要表现的证，本证临床又有阳水、阴水之分。

(1)水肿　水为有形之邪，水液输布失常而泛溢肌肤，故以水肿为主症；水液停聚腹腔而为腹水；膀胱气化失司，故见小便不利；水湿困脾，湿渍肢体，则周身困重；舌胖，苔白，是水湿内停之征。

临床将水肿分为阳水、阴水两大类：

①阳水：水肿性质属实者，称为阳水，多发急病，来势猛，眼睑、头面先肿，上半身肿甚，多为外感风邪，或水湿浸淫等因素引起。

【证候表现】眼睑先肿，继而头面，甚至遍及全身，小便短少，来势迅速，皮肤薄而光亮，兼有恶寒发热，无汗，舌苔薄白。或兼见咽喉肿痛，舌红。或全身水肿，来势较缓，按之没指，肢体沉重而困倦，小便短少，脘闷纳呆,呕恶欲吐,舌苔白腻。

※ 常见水液停聚证脉象

【器官定位】全身肌肉。

【病象轮廓】全身肌肉对应区域所产生的轮廓。

【辅助脉象】肿胀感、湿感、软感、热感。

其他脉象：常伴有肾阳虚等脉象。

②阴水：水肿性质属虚者，称为阴水，多发病缓，来势徐，水肿先起于足部，腰以下肿甚。多因劳倦内伤，脾肾阳衰，正气虚弱等因素引起。

【证候表现】身肿，腰以下为甚，按之凹陷不易恢复，脘闷腹胀，纳呆食少，大便溏稀，面色㿠白，神疲肢倦，小便短少，舌淡，苔白滑。或水肿日益加剧，小便不利，腰膝冷痛，四肢不温，畏寒神疲，面色白，舌淡胖，苔白滑。

※ 常见水液停聚证脉象

【器官定位】全身肌肉。

【病象轮廓】全身肌肉对应区域所产生的轮廓。

【辅助脉象】肿胀感、湿感、软感、凉感。

其他脉象：常伴有肾阴虚、肺阴虚等脉象。

（2）痰饮　痰和饮是由于脏腑功能失调以致水液停滞所产生的病证。

痰证是指痰浊停聚或流窜于脏腑、组织之间，临床以痰多、胸闷、呕恶、眩晕、体胖、包块为主要表现的证。

【证候表现】咳嗽痰多，痰质黏稠，胸脘痞闷，恶心纳呆，呕吐痰涎，头晕目眩，形体肥胖，或神昏而喉间痰鸣，或神志错乱而为癫、狂、痴、痫，或肢体麻木、半身不遂，或某些部位出现圆滑柔韧的包块等，舌苔腻。

※ 常见水液停聚证脉象

【器官定位】肺部。

【病象轮廓】肺部对应区域所产生的轮廓。

【辅助脉象】有水泡感、黏腻感。

其他脉象：常伴有咳嗽、头晕等脉象。

饮证是指饮邪停聚于腔隙或肠胃，以胸闷脘痞、呕吐清水、咳吐清稀痰涎、肋间饱满等为主要表现的证。

【证候表现】脘腹痞胀，水声辘辘，泛吐清水，肋间饱满，支撑胀痛，胸闷，心悸，息促不得卧，身体、肢节疼痛，咳嗽痰多，质稀色白，甚则喉间哮鸣，头晕目眩，舌苔白滑。

※ 常见水液停聚证脉象

【器官定位】胃、肾脏对应区域。

【病象轮廓】胃、肾脏对应区域所产生的轮廓。

【辅助脉象】水泡感、湿感。

其他脉象：常伴有胸闷心悸、脘腹痞胀、四肢酸痛脉象。

第三节　六淫（六邪）气辨证

(一) 风淫证

风淫证是指风邪侵袭人体体表、经络等，导致卫外功能失常，表现出符合"风"性特征的证。风淫证因气候突变、环境不适、体弱等因素导致风邪外袭所致。风为阳邪，其性开泄，易袭阳位，善行而数变，常兼夹其他邪气为患，故风淫证具有发病迅速、变化快、游走不定的特点。风淫证根据其病位不同而有不同的证候。

【证候表现】恶风，微发热，汗出，苔薄白；或有鼻塞、流清涕、喷嚏，或伴咽喉痒痛、咳嗽；或突起风团，皮肤瘙痒，瘾疹；或突发肌肤麻木，口眼㖞斜；或肌肉僵直、痉挛、抽搐；或肢体关节游走作痛；或面睑、肢体浮肿等。

※ 常见风淫证候脉象

【器官定位】头面、四肢、肺部对应区域。

【病象轮廓】头面、四肢、肺部对应区域所产生的轮廓。

【辅助脉象】吹风感。

其他脉象：常伴有头痛、皮肤瘙痒、四肢麻木等脉象。

(二)寒淫证

寒淫证是指寒邪侵袭机体,阳气被遏,以恶寒、无汗、局部冷痛为主要表现的证。

【证候表现】恶寒重,或伴发热,无汗,头身疼痛,鼻塞,流清涕;或见咳嗽、哮喘,咯稀白痰;或为脘腹疼痛、肠鸣腹泻、呕吐;或为四肢厥冷,局部拘紧冷痛;口不渴或渴喜热饮,小便清长,面色苍白,舌苔白。

※ 常见寒淫证候脉象
【器官定位】五脏六腑部对应区域。
【病象轮廓】五脏六腑部对应区域所产生的轮廓。
【辅助脉象】凉感。
其他脉象:常伴有喘咳、手脚凉等脉象。

(三)湿淫证

湿淫证是指感受外界湿邪,阻遏人体气机与清阳,以头身困重、肢体倦怠、关节酸痛重着等为主要表现的证。

【证候表现】头重如裹,肢体困重,倦怠嗜睡,或伴恶寒发热,或肢体关节、肌肉酸痛,或为局部渗漏湿液,或皮肤湿疹、瘙痒;胸闷脘痞,口腻不渴,纳呆恶心,腹胀腹痛,大便稀溏,小便混浊;妇女可见带下量多;面色晦垢,舌苔滑腻。

※ 常见湿淫证候脉象
【器官定位】脾胃。
【病象轮廓】脾胃对应区域所产生的轮廓。
【辅助脉象】湿感。
其他脉象:常伴有四肢酸、胸闷、头胀痛等脉象。

(四)燥淫证

燥淫证是指外感燥邪,耗伤津液,以口鼻、咽喉、皮肤干燥等为主要表现的证,有凉燥与温燥之分。

【证候表现】口唇、鼻腔、咽喉干燥,皮肤干燥甚至皲裂、脱屑,口渴欲饮,舌苔干燥,大便干燥,小便短黄,或见干咳少痰,痰黏难咯等。属于温燥者常兼见发热微恶风寒，有汗，咽喉疼痛，舌边尖红；属于凉燥者常兼有恶寒发热，无汗，头痛。

※ 常见燥淫证候（凉燥）脉象

【器官定位】肺部、皮肤、口唇。

【病象轮廓】肺部、皮肤、口唇对应区域所产生的轮廓。

【辅助脉象】干燥感、凉感。

其他脉象：常伴有喉痒、鼻塞、咳嗽等脉象。

※ 常见燥淫证候（温燥）脉象

【器官定位】肺部、皮肤、口唇。

【病象轮廓】肺部、皮肤、口唇对应区域所产生的轮廓。

【辅助脉象】干燥感、热感。

其他脉象：常伴有身热、皮肤干燥、鼻干咽干等脉象。

（五）火淫证

火淫证是指外感温热火邪，阳热内盛，以发热、口渴、面红、便秘、尿黄、舌红、苔黄等为主要表现的证。

【证候表现】发热微恶寒，头痛，咽喉疼痛，鼻塞流浊涕，舌边尖红，苔薄黄；或壮热喜冷，面红目赤，渴喜冷饮，汗多，烦躁或神昏谵语，吐血，衄血，痈肿疮疡，小便短赤，大便秘结，舌质红或绛，苔黄而干或灰黑干燥。

※ 常见火淫证候脉象

【器官定位】五脏六腑部对应区域。

【病象轮廓】五脏六腑部对应区域所产生的轮廓。

【辅助脉象】灼热感。

其他脉象：常伴有口干口渴、心火旺、胃火旺等脉象。

（六）暑淫证

暑淫证是指感受暑热之邪，耗气伤津，以发热、汗出、口渴、疲乏等为主要表现的证。

【证候表现】发热恶热，心烦汗出，口渴喜饮，气短神疲，肢体困倦，小便短黄，舌红，苔白或黄；或发热，猝然昏倒，汗出不止，气急；甚至昏迷、抽搐，舌绛干燥。

※ 常见暑淫证候脉象

【器官定位】胃部对应区域。

【病象轮廓】胃部对应区域所产生的轮廓。

【辅助脉象】湿热感。

其他脉象：常伴有头晕、呕吐、四肢无力等脉象。

第四节　脏腑辨证

(一)肺与大肠病

肺居胸中，经脉下络大肠，与大肠相为表里。肺主气，司呼吸，主宣发肃降，通调水道，外合皮毛，开窍于鼻。大肠主传导，排泄糟粕。

肺的病证有虚实之分，虚证多见气虚和阴虚，实证多因风寒燥热等邪气侵袭或痰湿阻肺所致，大肠病证多因湿热内侵、津液不足及阳气亏虚等所致。

肺的病变，主要为肺失宣降，肺气上逆，或腠理不固，以及水液代谢方面的障碍，临床上往往出现咳嗽、气喘、胸痛、咯血等症状。大肠的病变主要是传导功能失常，主要表现为便秘与泄泻。

1. 肺气虚证

肺气虚证，是指肺气不足和卫表不固所表现的证候，多由久病咳喘，或气的生化不足所致。

【临床表现】咳喘无力，气少不足以息，动则益甚，体倦懒言，声音低怯，痰多清稀，面色㿠白，或自汗畏风，易于感冒，舌淡苔白。

※ 肺气虚证脉象

【器官定位】胸背区，肺部位置。

【病象轮廓】肺部轮廓。

【辅助脉象】无力感、微凉。

其他脉象：常伴有身体疲劳无力、咳喘等脉象。

2. 肺阴虚证

肺阴虚证，是指肺阴不足，虚热内生所表现的证候，多由久咳伤阴，痨虫袭肺，或热病后期阴津损伤所致。

【临床表现】干咳无痰，或痰少而黏，口燥咽干，形体消瘦，午后潮热，五心烦热，盗汗，颧红，甚则痰中带血，声音嘶哑，舌红少津。

※ 肺阴虚证脉象

【器官定位】胸背区，肺部位置。

【病象轮廓】肺部轮廓。

【辅助脉象】无力感、热感。

其他脉象：常伴有干咳无痰、口燥咽干、身体发热等脉象。

3. 风寒犯肺证

风寒犯肺证，是指风寒外袭，肺卫失宣所表现的证候。

【临床表现】咳嗽，痰稀薄色白，鼻塞，流清涕，微恶寒，轻度发热，无汗，苔薄白。

※ 风寒犯肺证脉象

【器官定位】胸背区，肺部位置。

【病象轮廓】肺部轮廓。

【辅助脉象】凉感、风吹感。

其他脉象：常伴有咳嗽、鼻塞流涕等脉象。

4. 风热犯肺证

风热犯肺证，是指风热侵犯肺系，肺卫受病所表现的证候。

【临床表现】咳嗽，痰稠色黄，鼻塞，流黄浊涕，身热，微恶风寒，口干咽痛，舌尖红，苔薄黄。

※ 风热犯肺证脉象

【器官定位】胸背区，肺部位置。

【病象轮廓】肺部轮廓。

【辅助脉象】热感、风吹感。

其他脉象：常伴有咽痛等脉象。

5. 燥邪犯肺证

燥邪犯肺证是指秋令燥邪犯肺耗伤津液，侵犯肺卫所表现的证候。

【临床表现】干咳无痰，或痰少而黏，不易咳出，唇、舌、咽、鼻干燥欠润，或身热恶寒，或胸痛咯血，舌红苔白或黄。

※ 燥邪犯肺证脉象

【器官定位】胸背区，肺部位置。

【病象轮廓】肺部轮廓。

【辅助脉象】干燥感、热感。

其他脉象：常伴有咽干、鼻干等脉象。

6. 痰湿阻肺证

痰湿阻肺证，是指痰湿阻滞肺系所表现的证候，多由脾气亏虚，或久咳伤肺，或感受寒湿等病邪引起。

【临床表现】咳嗽，痰多质黏色白，胸闷，甚则气喘痰鸣，舌淡苔白腻。

※ 痰湿阻肺证脉象

【器官定位】胸背区，肺部位置。

【病象轮廓】肺部轮廓。

【辅助脉象】闷胀、水泡黏腻感。

其他脉象：常伴有咳嗽、胸闷等脉象。

7. 大肠湿热证

大肠湿热证，是指湿热侵袭大肠所表现的证候，多因感受湿热外邪，或饮食不节等因素引起。

【临床表现】腹痛，下痢脓血，里急后重，或暴注下泻，色黄而臭，伴见肛门灼热，小便短赤，身热口渴，舌红苔黄腻。

※ 大肠湿热证脉象

【器官定位】腰腹区，大肠位置。

【病象轮廓】大肠轮廓。

【辅助脉象】疼痛、湿热感。

其他脉象：常伴有肛门灼热等脉象。

8. 大肠液亏证

大肠液亏证，是指津液不足，不能濡润大肠表现的证候，多由素体阴亏或久病伤阴，或热病后津伤未复，或妇女产后出血过多等因素所致。

【临床表现】大便秘结干燥，难以排出，常数日一行，口干咽燥，或伴见口臭、头晕等，舌红少津。

※ 大肠液亏证脉象

【器官定位】腰腹区，大肠位置。

【病象轮廓】大肠轮廓。

【辅助脉象】硬感、干燥感。

(二) 心与小肠病

心居胸中，心包络围护于外，为心主的宫城。其经脉下络小肠，两者相为表里。心主血脉，又主神明，开窍于舌。小肠分清泌浊，具有化物的功能。

心的病证有虚实之分。虚证多由久病伤正，禀赋不足，思虑伤心等因素，致心气、心阳受损，心阴、心血亏耗；实证多由痰阻、火扰、寒凝、瘀滞、气郁等引起。

心的病变主要表现为血脉运行失常及精神意识思维改变等方面，如心悸、心痛、失眠、神昏、精神错乱等症，常是心的病变。小肠的病变主要反映在清浊不分，转输障碍等方面，如小便失常、大便溏泄等。

1. 心气虚证

心气虚证，是指心脏功能减退所表现的证候，凡禀赋不足，年老体衰，久病，或劳心过度，均可引起此证。

【临床表现】心悸怔忡，胸闷气短，活动后加重，失眠，多梦，气短懒言，神疲乏力，自汗，舌淡苔白。

※ 心气虚证脉象

【器官定位】胸背区，心脏位置。

【病象轮廓】心脏轮廓。

【辅助脉象】无力感、微凉。

其他脉象：常伴有胸闷、乏力等脉象。

2. 心阳虚证

心阳虚证，是指心脏阳气虚衰所表现的证候，凡心气虚甚，寒邪伤阳，汗下太过等，均可引起此证。

【临床表现】心悸怔忡，心胸憋闷，或兼见形寒肢冷，面色㿠白或面唇青紫，舌淡胖，苔白滑。

※ 心阳虚证脉象

【器官定位】胸背区，心脏位置。

【病象轮廓】心脏轮廓。

【辅助脉象】无力感、凉感。

其他脉象：常伴有胸闷、四肢冰凉等脉象。

3. 心血虚证

心血虚证，是指心血不足，不能濡养心脏所表现的证候。

【临床表现】心悸怔忡，失眠多梦，或兼见眩晕，健忘，面色淡白无华或萎黄，口唇色淡，舌色淡白等。

※ 心血虚证脉象

【器官定位】胸背区，心脏位置。

【病象轮廓】心脏轮廓。

【辅助脉象】无力感、空无感、微热。

其他脉象：常伴有心悸、眩晕等脉象。

4. 心阴虚证

心阴虚证，是指心阴不足，不能濡养心脏所表现的证候。二者常由久病耗损阴血，或失血过多，或阴血生成不足，或情志不遂，气火内郁，暗耗阴血等因素引起。

【临床表现】心悸怔忡，失眠多梦。或见五心烦热，潮热盗汗，两颧发红，舌红少津。

※ 心阴虚证脉象

【器官定位】胸背区,心脏位置。

【病象轮廓】心脏轮廓。

【辅助脉象】无力感、空无感、热感。

其他脉象:常伴有手足灼热、咽干等脉象。

5. 心火亢盛证

心火亢盛证,是指心火炽盛所表现的证候,凡五志、六淫化火,或因劳倦,或进食辛辣厚味,均能引起此证。

【临床表现】心中烦热,夜寐不安,面赤口渴,溲黄便干,舌尖红绛,或口舌生疮。甚则狂躁谵语,或见吐血衄血,或见肌肤疮疡,红肿热痛。

※ 心火亢盛证脉象

【器官定位】胸背区,心脏位置。

【病象轮廓】心脏轮廓。

【辅助脉象】灼热感。

其他脉象:常伴有口舌生疮等脉象。

6. 心脉痹阻证

心脉痹阻证,指心脏脉络在各种致病因素作用下导致痹阻不通所表现的证候,常因年高体弱或病久正虚,以致瘀阻、痰凝、寒滞、气郁而发。

【临床表现】心悸怔忡,心胸憋闷疼痛,痛引肩背内臂,时发时止。若痛如针刺,并见舌紫暗有紫斑、紫点,为瘀阻心脉。若为闷痛,并见体胖痰多,身重困倦,舌苔白腻,为痰阻心脉。若剧痛暴作,并见畏寒肢冷,得温痛缓,舌淡苔白,为寒凝之象。若疼痛而胀,且发作时与情志有关,舌淡红,苔薄白,为气滞之证。

※ 心脉痹阻证脉象

【器官定位】胸背区,心脏位置。

【病象轮廓】心脏轮廓中伴有冠状动脉轮廓。

【辅助脉象】硬感、阻塞感、痛感。

其他脉象:常伴有心胸憋闷等脉象。

四象脉诊

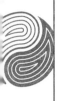

7. 痰迷心窍证

痰迷心窍证,是指痰浊蒙闭心窍表现的证候,多因湿浊酿痰,或情志不遂,气郁生痰而引起。

【临床表现】面色晦滞,脘闷作恶,意识模糊,语言不清,喉有痰声,甚则昏不知人,舌苔白腻。或精神抑郁,表情淡漠,神志痴呆,喃喃自语,举止失常。或突然仆地,不省人事,口吐痰涎,喉中痰鸣,两目上视,手足抽搐,口中如作猪羊叫声。

※ 痰迷心窍证脉象

【器官定位】胸背区,心脏位置。

【病象轮廓】心脏轮廓。

【辅助脉象】水泡感、黏腻感。

其他脉象:常伴有神志不清、抽搐等脉象。

8. 痰火扰心证

痰火扰心证,是指痰火扰乱心神所出现的证候,多因五志化火,灼液成痰,痰火内盛或外感邪热,挟痰内陷心包所致。

【临床表现】发热气粗,面红目赤,痰黄稠,喉间痰鸣,躁狂谵语,舌红苔黄腻。或失眠心烦,痰多胸闷,头晕目眩。或语言错乱,哭笑无常,不避亲疏,狂躁妄动,打人毁物,力逾常人。

※ 痰火扰心证脉象

【器官定位】胸背区,心脏位置。

【病象轮廓】心脏轮廓。

【辅助脉象】水泡感、黏腻感、灼热感。

其他脉象:常伴有神志不清、哭笑无常等脉象。

9. 小肠实热证

小肠实热证是指小肠里热炽盛所表现的证候,多由心热下移所致。

【临床表现】心烦口渴,口舌生疮,小便赤涩,尿道灼痛,尿血,舌红苔黄。

※ 小肠实热证脉象

【器官定位】腰腹区，小肠部位置。

【病象轮廓】小肠轮廓。

【辅助脉象】胀感、灼热感。

其他脉象：常伴口舌生疮、尿道灼痛等脉象。

(三)肝与胆病

肝位于右胁，胆附于肝，肝胆经脉相互络属，肝与胆相表里。肝主疏泄，主藏血，在体为筋，其华在爪，开窍于目，其气升发，性喜条达而恶抑郁。胆贮藏排泄胆汁，以助消化，并与情志活动有关，因而有"胆主决断"之说。

肝的病证有虚实之分，虚证多见肝血、肝阴不足；实证多见风阳妄动，肝火炽盛，以及湿热寒邪犯扰等。

肝的病变主要表现在疏泄失常，血不归藏，筋脉不利等方面。肝开窍于目，故多种目疾都与肝有关。肝的病变较为广泛和复杂，如胸胁少腹胀痛、窜痛，情志活动异常，头晕胀痛、手足抽搐、肢体震颤，以及目疾、月经不调、睾丸胀痛等，常与肝有关。胆病常见口苦、发黄、失眠和胆怯易惊等情绪异常。

1. 肝气郁结证

肝气郁结证，是指肝失疏泄，气机郁滞而表现的证候，多因情志抑郁，或突然的精神刺激以及其他病邪的侵扰而发病。

【临床表现】胸胁或少腹胀闷窜痛，胸闷喜太息，情志抑郁易怒，或咽部梅核气，或颈部瘿瘤，或有癥块。妇女可见乳房胀痛，月经不调，甚则闭经。

※ 肝气郁结证脉象

【器官定位】胸背区，肝脏位置。

【病象轮廓】肝部轮廓。

【辅助脉象】微硬感、气的胀满感。

其他脉象：常伴有乳腺增生、肋骨疼痛等脉象。

2. 肝火上炎证

肝火上炎证，是指肝脏之火上逆所表现的证候，多因情志不遂，肝郁化火，或热邪内犯等引起。

【临床表现】头晕胀痛，面红目赤，口苦口干，急躁易怒，不眠或噩梦纷纭，胁肋灼痛，便秘尿黄，耳鸣如潮，吐血衄血，舌红苔黄。

※ 肝火上炎证脉象

【器官定位】胸背区，肝脏位置。

【病象轮廓】肝部轮廓。

【辅助脉象】灼热感。

其他脉象：常伴有眼睛疼痛、肋骨灼痛等脉象。

3. 肝血虚证

肝血虚证，是指肝脏血液亏虚所表现的证候，多因脾肾亏虚，生化之源不足，或慢性病耗伤肝血，或失血过多所致。

【临床表现】眩晕耳鸣，面白无华，爪甲不荣，夜寐多梦，视力减退或雀目。或见肢体麻木，关节拘急不利，手足震颤，肌肉跳动。妇女常见月经量少、色淡，甚则经闭，舌淡苔白。

※ 肝血虚证脉象

【器官定位】胸背区，肝脏位置。

【病象轮廓】肝部轮廓。

【辅助脉象】无力感、空无感、微热感。

其他脉象：常伴有眩晕、四肢麻木等脉象。

4. 肝阴虚证

肝阴虚证，是指肝脏阴液亏虚所表现的证候，多由情志不遂，气郁化火，或慢性疾病、温热病等耗伤肝阴引起。

【临床表现】头晕耳鸣，两目干涩，面部烘热，胁肋灼痛，五心烦热，潮热盗汗，口咽干燥，或见手足蠕动，舌红少津。

※ 肝阴虚证脉象

【器官定位】胸背区，肝脏位置。

【病象轮廓】肝部轮廓。

【辅助脉象】无力感、热感。

其他脉象：常伴有头晕、四肢发热等脉象。

5.肝阳上亢证

肝阳上亢证，是指肝肾阴虚，不能制阳，致使肝阳偏亢所表现的证候，多因情志过极或肝肾阴虚，致使阴不制阳，水不涵木而发病。

【临床表现】眩晕耳鸣，头目胀痛，面红目赤，急躁易怒，心悸健忘，失眠多梦，腰膝酸软，头重脚轻，舌红少苔。

※肝阳上亢证脉象

【器官定位】胸背区，肝脏位置。

【病象轮廓】肝部轮廓。

【辅助脉象】灼热感。

其他脉象：常伴有头晕、眼胀痛等脉象。

6.肝阳化风证

肝阳化风证，是指肝阳亢逆无制而表现动风的证候，多因肝肾之阴久亏，肝阳失潜而暴发。

【临床表现】眩晕欲仆，头摇而痛，项强肢颤，语言謇涩，手足麻木，步履不正。或卒然昏倒，不省人事，口眼歪斜，半身不遂，舌强不语，喉中痰鸣，舌红苔白或腻。

※肝阳化风证脉象

【器官定位】胸背区，肝脏位置。

【病象轮廓】头部轮廓，肝部轮廓。

【辅助脉象】风吹感、灼热感。

其他脉象：常伴有头摇而痛、手足麻木等脉象。

7.寒凝肝脉证

寒凝肝脉证是指寒邪凝滞肝脉表现的证候，多因感受寒邪而发病。

【临床表现】小腹牵引睾丸坠胀冷痛，或阴囊收缩引痛，受寒则甚，得热则缓，舌苔白滑。

※寒凝肝脉证脉象

【器官定位】胸背区,肝脏位置。

【病象轮廓】肝部轮廓。

【辅助脉象】凉感、风吹感。

其他脉象:常伴有小腹胀痛等脉象。

8. 肝胆湿热证

肝胆湿热证,是指湿热蕴结肝胆所表现的证候,多由感受湿热之邪或偏嗜肥甘厚腻,酿湿生热,或脾胃失健,湿邪内生,郁而化热所致。

【临床表现】胁肋胀痛,或有痞块,口苦,腹胀,纳少呕恶,大便不调,小便短赤,舌红苔黄腻。或寒热往来,或身目发黄,或阴囊湿疹,或睾丸肿胀热痛,或带浊阴痒等。

※肝胆湿热证脉象

【器官定位】胸背区,肝脏位置。

【病象轮廓】肝部轮廓。

【辅助脉象】湿热感。

其他脉象:常伴有外阴瘙痒、睾丸肿胀、肋骨胀痛等脉象。

9. 胆郁痰扰证

胆郁痰扰证,是指胆失疏泄,痰热内扰所表现的证候,多由情志不遂,疏泄失职,生痰化火而引起。

【临床表现】头晕目眩耳鸣,惊悸不宁,烦躁不寐,口苦呕恶,胸闷太息,舌苔黄腻。

※胆郁痰扰证脉象

【器官定位】胸背区,肝脏位置。

【病象轮廓】肝部轮廓。

【辅助脉象】水泡感、黏腻感。

其他脉象:常伴有头晕、胸闷等脉象。

(四)脾与胃病

脾、胃共处中焦,经脉互为络属,互为表里。脾主运化水谷,胃主受纳腐熟,脾升胃降,共同完成饮食物的消化吸收与输布,为气血生化之源,后天之本。脾又具有统血,主四肢肌肉的功能。

脾胃病证,皆有寒热虚实之不同。脾的病变主要反映在运化功能的失常和统摄血液功能的障碍,以及水湿潴留,清阳不升等方面;胃的病变主要反映在食不消化,胃失和降,胃气上逆等方面。

脾病常见腹胀腹痛,泄泻便溏,浮肿,出血等症。胃病常见脘痛,呕吐,嗳气,呃逆等症。

1. 脾气虚证

脾气虚证,是指脾气不足,运化失健所表现的证候,多因饮食失调,劳累过度,以及其他急慢性疾患耗伤脾气所致。

【临床表现】纳少腹胀,饭后尤甚,大便溏薄,肢体倦怠,少气懒言,面色萎黄或㿠白,形体消瘦或浮肿,舌淡苔白。

※ 脾气虚证脉象

【器官定位】胸背区,脾部位置。

【病象轮廓】脾部轮廓。

【辅助脉象】无力感、微凉感。

其他脉象:常伴有腹胀、肢体乏力等脉象。

2. 脾阳虚证

脾阳虚证,是指脾阳虚衰,阴寒内盛所表现的证候,多由脾气虚发展而来,或过食生冷,或肾阳虚,火不生土所致。

【临床表现】腹胀纳少,腹痛喜温喜按,畏寒肢冷,大便溏薄清稀,或肢体困重,或周身浮肿,小便不利,或白带量多质稀,舌淡胖,苔白滑。

※ 脾阳虚证脉象

【器官定位】胸背区,脾部位置。

【病象轮廓】脾部轮廓。

【辅助脉象】无力感、凉感。

其他脉象:常伴有肢体寒凉、大便清稀等脉象。

四象脉诊

3. 中气下陷证

中气下陷证，是指脾气亏虚，升举无力而反下陷所表现的证候，多由脾气虚进一步发展，或久泄久痢，或劳累过度所致。

【临床表现】脘腹重坠作胀，食后尤甚，或便意频数，肛门坠重；或久痢不止，甚或脱肛；或子宫下垂；或小便浑浊如米泔。伴见气少乏力，肢体倦怠，声低懒言，头晕目眩，舌淡苔白。

※ 中气下陷证脉象

【器官定位】胸背区，脾部位置。

【病象轮廓】脾部轮廓。

【辅助脉象】无力感、微凉感。

其他脉象：常伴有胃下垂、子宫脱垂、脱肛等脉象。

4. 脾不统血证

脾不统血证，是指脾气亏虚不能统摄血液所表现的证候，多由久病脾虚，或劳倦伤脾等引起。

【临床表现】便血，尿血，肌衄，齿衄，或妇女月经过多，崩漏等。常伴见食少便溏，神疲乏力，少气懒言，面色无华，舌淡苔白。

※ 脾不统血证脉象

【器官定位】胸背区，脾部位置。

【病象轮廓】脾部轮廓。

【辅助脉象】无力感、微凉感。

其他脉象：常伴有便血、尿血、女月经过多等脉象。

5. 寒湿困脾证

寒湿困脾证，是指寒湿内盛，中阳受困而表现的证候，多由饮食不节，过食生冷，淋雨涉水，居处潮湿，以及内湿素盛等因素引起。

【临床表现】脘腹痞闷胀痛，食少，便溏，泛恶欲吐，口淡不渴，头身困重，面色晦黄，或肌肤面目发黄，黄色晦暗如烟熏，或肢体浮肿，小便短少，舌淡胖苔白腻。

※寒湿困脾证脉象

【器官定位】胸背区,脾部位置。

【病象轮廓】脾部轮廓。

【辅助脉象】湿凉感、胀感。

其他脉象:常伴有脘腹胀痛、四肢沉重等脉象。

6. 湿热蕴脾证

湿热蕴脾证,是指湿热内蕴中焦所表现的证候,常因感受湿热外邪,或过食肥甘酒酪,酿湿生热所致。

【临床表现】脘腹痞闷,纳呆呕恶,便溏尿黄,肢体困重;或面目肌肤发黄,色泽鲜明如橘子,皮肤发痒,或身热起伏,汗出热不解,舌红苔黄腻。

※湿热蕴脾证脉象

【器官定位】胸背区,脾部位置。

【病象轮廓】脾部轮廓。

【辅助脉象】湿热感、胀感。

其他脉象:常伴有脘腹胀痛、四肢沉重等脉象。

7. 胃阴虚证

胃阴虚证,是指胃阴不足所表现的证候,多由胃病久延不愈,或热病后期阴液未复或平素嗜食辛辣,或情志不遂,气郁化火使胃阴耗伤而致。

【临床表现】胃脘隐痛,饥不欲食,口燥咽干,大便干结,或脘痞不舒,或干呕吐逆,舌红少津。

※胃阴虚证脉象

【器官定位】胸背区,胃部位置。

【病象轮廓】胃部位置。

【辅助脉象】无力感、热感。

其他脉象:常伴有胃脘疼痛、大便干结等脉象。

8. 食滞胃脘证

食滞胃脘证,是指食物停滞胃脘不能腐熟所表现的证候,多由饮食不节，暴饮暴食，或脾胃素弱，运化失健等因素引起。

【临床表现】胃脘胀闷疼痛，嗳气吞酸或呕吐酸腐食物，吐后胀痛得减，或矢气便溏，泻下物酸腐臭秽，舌苔厚腻。

※ 食滞胃脘证脉象

【器官定位】胸背区，胃部位置。

【病象轮廓】胃部位置。

【辅助脉象】肿胀感、消化不良脉象。

其他脉象：常伴有胃脘胀闷疼痛等脉象。

9. 胃寒证

胃寒证，是指阴寒凝滞胃腑所表现的证候，多由腹部受凉，过食生冷，过劳伤中，复感寒邪所致。

【临床表现】胃脘冷痛，轻则绵绵不已，重则拘急剧痛，遇寒加剧，得温则减，口淡不渴，口泛清水，或恶心呕吐，或伴胃中水声漉漉，舌苔白滑。

※ 胃寒证脉象

【器官定位】胸背区，胃部位置。

【病象轮廓】胃部位置。

【辅助脉象】凉感。

其他脉象：常伴有胃脘冷痛等脉象。

10. 胃热证

胃热证，是指胃火内炽所表现的征候，多因平素嗜食辛辣肥腻，化热生火，或情志不遂，气郁化火，或热邪内犯等所致。

【临床表现】胃脘灼痛，吞酸嘈杂，或食入即吐，或渴喜冷饮，消谷善饥，或牙龈肿痛，齿衄口臭，大便秘结，小便短赤，舌红苔黄。

※ 胃热证脉象

【器官定位】胸背区，胃部位置。

【病象轮廓】胃部位置。

【辅助脉象】热感。

其他脉象：常伴有胃脘灼热疼痛等脉象。

（五）肾与膀胱病

肾左右各一，位于腰部，其经脉与膀胱相互络属，故两者互为表里。肾藏精，主生殖，为先天之本，主骨生髓充脑，在体为骨，开窍于耳，其华在发；又主水，并有纳气功能。膀胱具有贮尿排尿的作用。

肾藏元阴元阳，为人体生长发育之根，脏腑机能活动之本，一有耗伤，则诸脏皆病，故肾多虚证。膀胱多见湿热证。

肾的病变主要反映在生长发育、生殖机能、水液代谢的异常方面，临床常见症状有腰膝酸软而痛，耳鸣耳聋，发白早脱，齿牙动摇，阳痿遗精，精少不育，女子经少经闭，以及水肿，二便异常等。膀胱的病变主要反映为小便异常及尿液的改变，临床常见尿频、尿急、尿痛、尿闭以及遗尿小便失禁等症。

1. 肾阳虚证

肾阳虚证，是指肾脏阳气虚衰表现的证候，多由素体阳虚，或年高肾亏，或久病伤肾，以及房劳过度等因素引起。

【临床表现】腰膝酸软而痛，畏寒肢冷，尤以下肢为甚，精神萎靡，面色㿠白或黧黑，舌淡胖苔白。或男子阳痿，女子宫寒不孕；或大便久泄不止，完谷不化，五更泄泻；或浮肿，腰以下为甚，按之没指，甚则腹部胀满，全身肿胀，心悸咳喘。

※ 肾阳虚证脉象

【器官定位】腰腹区，肾部位置。

【病象轮廓】肾部轮廓。

【辅助脉象】无力感、凉感。

其他脉象：常伴有腰膝酸软、四肢发凉等脉象。

2. 肾虚水泛证

肾虚水泛证是指肾阳虚衰，气化无权，水邪泛滥所表现的证候。

【临床表现】全身水肿，腰以下为甚，按之没指，小便短少，腰膝酸软冷痛，畏寒肢冷，腹部胀满，或心悸气短，咳喘痰鸣，舌淡胖苔白滑。

※ 肾虚水泛证脉象

【器官定位】腰腹区，肾部位置。

【病象轮廓】肾部轮廓。

【辅助脉象】流水感、胀感、凉感。

其他脉象：常伴有全身水肿、腰膝酸软、四肢冷痛等脉象。

3. 肾阴虚证

肾阴虚证，是指肾脏阴液不足表现的证候，多由久病伤肾，或禀赋不足，房事过度，或过服温燥劫阴之品所致。

【临床表现】腰膝酸痛，眩晕耳鸣，失眠多梦，男子遗精早泄，女子经少经闭，或见崩漏，形体消瘦，潮热盗汗，五心烦热，咽干颧红，溲黄便干，舌红少津。

※ 肾阴虚证脉象

【器官定位】腰腹区，肾部位置。

【病象轮廓】肾部轮廓。

【辅助脉象】无力感、热感。

其他脉象：常伴有腰膝酸软、耳鸣等脉象。

4. 肾精不足证

肾精不足证，是指肾精亏损表现的证候，多因禀赋不足，先天发育不良，或后天调养失宜，或房劳过度，或久病伤肾所致。

【临床表现】男子精少不育，女子经闭不孕，性机能减退。小儿发育迟缓，身材矮小，智力和动作迟钝，囟门迟闭，骨骼痿软。成人早衰，发脱齿摇，耳鸣耳聋，健忘恍惚，动作迟缓，足痿无力，精神呆钝等。

※ 肾精不足证脉象

【器官定位】腰腹区，肾部位置和腿足部腿的位置。

【病象轮廓】肾部轮廓。

【辅助脉象】无力感、微凉感。

其他脉象：常伴有骨骼痿软、足痿无力等脉象。

5. 肾气不固证

肾气不固证，是指肾气亏虚固摄无权所表现的证候。多因年高肾气亏虚，或年幼肾气未充，或房事过度，或久病伤肾所致。

【临床表现】神疲耳鸣，腰膝酸软，小便频数而清，或尿后余沥不尽，或遗尿失禁，或夜尿频多。男子滑精早泄，女子白带清稀，胎动易滑，舌淡苔白。

※ 肾气不固证脉象

【器官定位】腰腹区，肾部位置。

【病象轮廓】肾部轮廓

【辅助脉象】无力感、凉感。

其他脉象：常伴有腰膝酸软、男子滑精早泄、女子白带多等脉象。

6. 膀胱湿热证

膀胱湿热证，是指湿热蕴结膀胱所表现的证候，多由感受湿热，或饮食不节，湿热内生，下注膀胱所致。

【临床表现】尿频尿急，排尿艰涩，尿道灼痛，尿黄赤浑浊或尿血，或有砂石，小腹痛胀迫急，或伴发热，腰酸胀痛，舌红苔黄腻。

※ 膀胱湿热证脉象

【器官定位】腰腹区，膀胱位置。

【病象轮廓】膀胱轮廓

【辅助脉象】湿热感、刺痛感。

其他脉象：常伴有尿道灼痛、排尿困难等脉象。

四象脉诊

第九章 四象脉诊辨病

第一节 头颈区域

头胀

头胀，指自觉头部胀重不适。外感、内伤均可引起。外感多因湿热郁蒸所致。内伤则指颅内外痛敏结构受到炎症、损伤或肿物的压迫、牵引、伸展、移位等因素影响而致头胀。

※ 头胀脉象

【器官定位】头颈区，头部位置。

【病象轮廓】有明显的头区轮廓。

【辅助脉象】胀感。

头痛

(一)概述

头痛是临床常见的自觉症状，既可单独出现，亦可并发于其他疾病，如五官疾病、血管及神经系统疾病等。很多疾病都可以引起头痛。

本病归属于祖国医学的"头痛""头风"等病证范畴，急性为"头痛"，慢性为"头风"。可分外感头痛和内伤头痛两大类。外感头痛起病较急，常伴有恶寒发热、鼻塞流涕等表证；内伤头痛起病缓慢，时发时止，缠绵难愈。又因病邪随经络而致，故又有前额痛、后头痛、巅顶痛和偏头痛之分。

(二)临床症状

1. 有先兆性头痛(典型偏头痛)

发作前有明显先兆症状，眼前闪光、暗点或偏盲；也可出现精神不振、嗜睡、失语、肢体麻木。先兆症状一般持续数分钟或半小时左右,随即发生单侧搏动性头痛,常由轻转重,从前额颞部或眶周开始向同侧或向全头部扩散,同时颞浅动脉明显增粗,搏动增强,患者面色苍白,畏光怕响,恶心、出汗,严重时发生呕吐,吐后头痛逐渐减轻。头痛可持续数小时或1~2天,过后困倦嗜睡发作频度多无规律,可每周、每月或数月发作1~2次,有1天内连续数次发作,间歇期多无症状,若持续数日疼痛不缓解者,称为偏头痛持续状态。头痛部位也有双侧出现或一侧为主,间以转向对侧,或左右交替发作。多有家族史。

2. 无先兆偏头痛(普通型头痛)

此类患者较多,约占70%~80%,主要特点是无明显先兆症状,个别患者仅有轻微的情绪改变或胃肠症状。头痛可为单侧或双侧搏动性跳痛,并伴有食欲不振、恶心、呕吐、畏光、多尿等症状,工作疲劳、精神紧张容易诱发。

3. 特殊类型头痛

头痛除上述常见的类型之外,还可以出现某些特殊神经症状或体征型头痛;头痛反复发作,在发病时或发作后出现眼肌麻痹,可在短时间恢复或持续较长时间,有时还发生轻偏。对此类患者需注意排除鞍旁肿瘤或脑动脉瘤。此外,还有部分患者可能合并单眼暗点或视力丧失,多次发作,每次持续时间一般不超过60秒。头痛和眼部症状发作多先后出现,但两者间隔时间多在60秒之内。基底动脉型偏头痛(晕厥型偏头痛)多有先兆症状,可出现视觉障碍和脑干功能紊乱,如有闪光、复视、黑蒙、耳鸣、眩晕、构音不清、肢体麻木、共济失调等。先兆症状出现后即发生头痛,其中约有25%的患者在头痛高峰期有晕厥,晕厥持续时间一般较短,意识恢复后枕部或一侧头部剧烈跳痛,伴有恶心呕吐,可持续数小时。发作后多能完全恢复。

4. 辅助检查

神经系统疾病常用的检查方法对头痛诊断无特殊意义。脑电图检查,偶见轻度或中度异常。为排除颅内动脉瘤或颅内肿瘤可选用CT、MRI或脑血管造影,以资鉴别。

※ 头痛脉象

【器官定位】头颈区，头部位置。

【病象轮廓】有明显的头区轮廓。

【辅助脉象】刺痛感。

头晕

(一) 概述

头晕是一种常见症状，而不是一个独立的疾病。头晕患者通常会感觉头重脚轻或者短暂失去平衡，或者感觉到周围的景物在旋转，自身也可能在转。严重者感到视觉模糊，甚至暂时失去知觉。大部分患头晕的人都会伴有作呕作闷、食欲不振，甚至呕吐大作。头晕病位在清窍，由气血亏虚、肾精不足致脑髓空虚，清窍失养，或肝阳上亢、痰火上逆、瘀血阻窍而扰动清窍，发生眩晕，与肝、脾、肾三脏关系密切。

(二) 临床要点

头晕的常见原因有以下几种：

1. 鼻喉系统

晕车或晕船，是内耳的平衡系统无法适应外界快速变化所致，在数小时内会改善。感冒前后出现的头晕，是前庭及耳咽管的平衡功能变差，在头部转动时会加重，数天内可以解除。

2. 视觉系统

屈光不正、眼底动脉硬化、出血及眼肌麻痹等眼科疾病会引起经常头晕。如配戴不合适度数的眼镜，会造成头晕，除了老年人头晕，这也是头晕的常见原因。眼部肌肉出问题，眼球不能如常转动，造成对焦错乱，也会导致头晕。视觉系统的头晕在闭上眼睛后会改善。

3. 神经系统

脑部短暂缺血可出现头晕。如脑动脉硬化、血黏度过高，均可引起脑部短暂缺血。

4.心脏血管系统

心脏或血管功能不良，血压过高或过低，可引起头晕，这是老年人头晕的常见病因。特别是长期患有高血压、糖尿病、高血脂的患者，突然坐起或站起，易产生姿态性低血压的头晕。严重的心血管问题，如头晕伴随胸痛、喘、冒冷汗，可能是心肌缺氧；心跳不稳定（心律不齐），造成血流供应不稳定，也会造成头晕。

5.发怒引起头晕

情绪激动、易怒也会引起头晕。肝火上升、肝阳上亢，上扰大脑清窍而致眩晕，常伴有腰酸腿软、耳鸣、五脏烦热、精神不振等。

6.其他

饮酒、贫血、气候改变、过劳、注视荧幕、压力过大、紧张、睡眠不足、营养不良、血糖过低或过高、药物、电解质不平衡等，都会引起头晕，因此，良好的生活规律很重要。长时间在密闭空间工作，疲倦加上工作场所的不良气体，也会引起头晕。少数头晕是肿瘤引起的，这时应注意是否有体重变化，容易疲倦，或是其他身体不适。

※ 头晕脉象

【器官定位】头颈区，头部位置。

【病象轮廓】有明显的头区轮廓。

【辅助脉象】胀感、麻木感、云雾感。

脑梗死

（一）概述

脑梗死又称缺血性脑卒中，是指局部脑组织因血液循环障碍，缺血、缺氧而发生的软化坏死。脑梗死主要是由于供应脑部血液的动脉出现粥样硬化和血栓形成，使管腔狭窄甚至闭塞，导致局灶性急性脑供血不足而发病；也有因异常物体（固体、液体、气体）沿血液循环进入脑动脉或供应脑血液循环的颈部动脉，造成血流阻断或血流量骤减而产生相应支配区域脑组织软化坏死者。前者称为动脉硬化性血栓形成性脑梗死，占本病的40%～60%；后者称为脑栓塞，占本病的15%～20%。此外，尚有一种腔隙性脑梗死，系高血压小动脉硬化引起的脑部动脉深穿支闭塞形成的微梗死，也有人认为少数病例可由动脉粥样硬化斑块脱落崩解导致的微栓塞引起，由于CT和MRI的普及应用，有人统计其发病率相当高，占脑梗死的20%～30%。脑梗死是脑血管病中最常见的疾病，约占75%，病死率平均为10%～15%，致残率极高，且极易复发，复发性中风的死亡率大幅度升高。

（二）临床症状

脑梗死的临床症状复杂，它与脑损害的部位、脑缺血性血管大小、缺血的严重程度、发病前有无其他疾病以及有无合并其他重要脏器疾病等有关，轻者可以完全没有症状，即无症状性脑梗死；也可以表现为反复发作的肢体瘫痪或眩晕，即短暂性脑缺血发作；重者不仅可以有肢体瘫痪，甚至出现急性昏迷死亡。如病变影响大脑皮质，在脑血管病急性期可表现为癫痫发作，以病后1天内发生率最高。

脑梗死常见的症状有：

1. 主观症状

头痛，头昏，头晕，眩晕，恶心，呕吐，运动性和（或）感觉性失语甚至昏迷。

2. 脑神经症状

双眼向病灶侧凝视、中枢性面瘫及舌瘫、假性延髓性麻痹，如饮水呛咳和吞咽困难。

3. 躯体症状

肢体偏瘫或轻度偏瘫、偏身感觉减退、步态不稳、肢体无力、大小便失禁等。

脑梗死部位临床分类：

脑梗死的梗死面积以腔隙性梗死最常见，临床表现为亚急性起病、头昏、头晕、步态不稳、肢体无力，少数有饮水呛咳，吞咽困难，也可有偏瘫、偏身感觉减退，部分患者没有定位体征。

中等面积梗死以基底核区侧脑室体旁丘脑、双侧额叶、颞叶区发病多见,临床表现为突发性头痛、眩晕、频繁恶心呕吐、神志清楚、偏身瘫痪或偏身感觉障碍、偏盲、中枢性面瘫及舌瘫、假性延髓性麻痹失语等。

大面积梗死患者起病急骤,临床表现危重,可以有偏瘫、偏身感觉减退甚至四肢瘫、脑疝、昏迷等。

※ 脑梗脉象
【器官定位】头颈区,头部位置。
【病象轮廓】出现一根或多根血管断裂堵塞轮廓。
【辅助脉象】伴有胀感、硬感。

脑出血

(一)概述

脑出血是指非外伤性脑实质内血管破裂引起的出血,占全部脑卒中的20%～30%,急性期病死率为30%～40%。发生的原因主要与脑血管的病变有关,即与高血脂、糖尿病、高血压、血管的老化、吸烟等密切相关。脑出血的患者往往由于情绪激动、费劲用力时突然发病,早期死亡率很高,幸存者中多数留有不同程度的运动障碍、认知障碍、言语吞咽障碍等后遗症。常见病因是高血压合并小动脉硬化,微动脉瘤或者微血管瘤,其他包括脑血管畸形、脑膜动静脉畸形、淀粉样脑血管病、囊性血管瘤、颅内静脉血栓形成、特异性动脉炎、真菌性动脉炎、烟雾病、动脉解剖变异、血管炎、瘤卒中等。此外,血液因素有抗凝、抗血小板或溶栓治疗、嗜血杆菌感染、白血病、血栓性血小板减少症以及颅内肿瘤、酒精中毒及交感神经兴奋药物使用不当等。用力过猛、气候变化、不良嗜好(吸烟、酗酒、食盐摄入过多、体重过重)、血压波动、情绪激动、过度劳累等为诱发因素。

(二)临床症状

高血压性脑出血常发生于50～70岁,男性略多,冬春季易发,通常在活动和情绪激动时发病,出血前多无预兆,半数患者出现头痛并很剧烈,常见呕吐,出血后血压明显升高,临床症状常在数分钟至数小时达到高峰,症状体征因出血部位及出血量不同而异,基底核、丘脑与内囊出血引起轻偏瘫是常见的早期症状；少数病例出现痫性发作，常为局灶性；重症者迅速转入意识模糊或昏迷。

1. 运动和语言障碍

运动障碍以偏瘫多见；言语障碍主要表现为失语和言语含糊不清。

2. 呕吐

约一半的患者发生呕吐，可能与脑出血时颅内压增高、眩晕发作、脑膜受到血液刺激有关。

3. 意识障碍

表现为嗜睡或昏迷，程度与脑出血的部位、出血量和速度有关。在脑较深部位的短时间内大量出血，大多会出现意识障碍。

4. 眼部症状

瞳孔不等大常发生于颅内压增高出现脑疝的患者；还可以有偏盲和眼球活动障碍。脑出血患者在急性期常常两眼凝视大脑的出血侧（凝视麻痹）。

5. 头痛头晕

头痛是脑出血的首发症状，常位于出血一侧的头部；有颅内压力增高时，疼痛可以发展到整个头部。头晕常与头痛伴发，特别是在小脑和脑干出血时。

※ 脑出血脉象

【器官定位】头颈区，头部位置。

【病象轮廓】出现一根或多根血管断裂轮廓。

【辅助脉象】胀感、流血象。

干眼症

(一) 概述

干眼症是指任何原因造成的泪液质或量异常或动力学异常，导致泪膜稳定性下降，并伴有眼部不适和（或）眼表组织病变特征的多种疾病的总称。又称角结膜干燥症。常见症状包括眼睛干涩、容易疲倦、眼痒、有异物感、痛灼热感、分泌物黏稠、怕风、畏光、对外界刺激很敏感；有时眼睛太干，基本泪液不足，反而刺激反射性泪液分泌，而造成常常流泪；较严重者眼睛会红肿、充血、角质化、角膜上皮破皮而有丝状物黏附，这种损伤日久则可造成角结膜病变，并会影响视力。

(二)临床症状

多发群体是老年人、计算机使用者、戴隐形眼镜者，常见病因为眼部炎症、干燥综合征等。常见的症状是眼部干涩和异物感。其他症状有烧灼感、痒感、畏光、充血、痛、视物模糊易疲劳、黏丝状分泌物等。

※ 眼睛干涩脉象

【器官定位】头颈区，眼睛位置。

【病象轮廓】出现球状轮廓。

【辅助脉象】干涩感。

眼痛

(一)概述

眼疼痛为日常生活中常出现的一种眼部现象，主要表现为眼睛酸胀或有痛感。眼痛应予重视，除了由于明显的局部原因如异物、急性眼睑感染或外伤所引起的以外，需进一步检查原因。鼻窦炎偶可引起眼痛。

(二)临床症状

异物感，感觉眼有异物；眼痛(眼内或眼后的深部钝痛)。

※ 眼痛脉象

【器官定位】头颈区，眼睛位置。

【病象轮廓】出现球状轮廓。

【辅助脉象】痛感。

飞蚊症

(一) 概述

飞蚊症一般是由玻璃体变性引起的，是一种自然老化现象，即随着年龄增长，玻璃体会"液化"，产生一些混浊物。因而，飞蚊症正式的名称是"玻璃体混浊"或称"玻璃体浮游物"。

(二) 临床症状

患者眼前会出现黑点，并且会随着眼球的转动而飞来飞去，好像飞蚊一般，其形状有圆形、椭圆形、点状、线状等。常见的情况是，当患者在看蓝色天空、白色墙壁等较为亮丽的背景时，更容易发现它的存在。

飞蚊症常发生于40岁以上的中老年人群，高度近视患者以及动过白内障手术者，其他如眼内发炎或视网膜血管病变患者，也会患有此病。大多数的飞蚊症是良性的，或称"生理性飞蚊症"，为"好蚊子"，只有少数会对眼球发生严重威胁，那是"坏蚊子"。大约有80%的飞蚊症是玻璃体纤维液化形成，即良性的。"好蚊子"的特点，简单地说是：如果患者两眼都有飞蚊现象，无法确定是哪一只眼睛有飞蚊，若经过一段时间，没有加重或发生变化，飞蚊位置也固定的话，多为良性。

相反的，飞蚊现象若突然发生，而且限于一眼，蚊子飞舞的方向又不定，黑影遮住视野，视力变差、视野缺损，这都是必须注意的恶兆。对眼球发生严重威胁的"坏蚊子"一般上是由严重疾病引起，它是由于玻璃体附近的视网膜、视神经、睫状体等构造发生病变，而导致玻璃体液化。

以下为飞蚊症的危险症状：

1.有异常闪光。

2.短时间内飞蚊不断增加。

3.视线有被遮挡的感觉。

※ 飞蚊症脉象

【器官定位】头颈区，眼睛位置。

【病象轮廓】球状轮廓中，伴有颗粒状轮廓。

【辅助脉象】颗粒飘动感。

结膜炎

(一) 概述

结膜炎是目前常见的眼病，为结膜上发生的一种急、慢性炎症。主要由三类原因引发。外源性：微生物如细菌、病毒、衣原体和真菌感染所致；寄生虫的侵袭；物理化学性刺激；药物的反应。微生物感染常来自空气、尘埃、水等。还有通过手、毛巾、手帕及蚊蝇等接触传染。内源性：少见，主要通过全身菌血症、变态反应引起。局部蔓延：眼睑炎症、角膜炎症、泪器及眼眶炎症蔓延而发病。

(二) 临床症状

结膜炎可分为急性结膜炎或慢性结膜炎，急性结膜炎即人们常说的"红眼病"。结膜炎按病因可分为细菌性、真菌性、衣原体性、病毒性和变态反应性结膜炎。其主要症状是眼部干涩痒、异物感、灼热感、酸胀感、沉重感，但对视力无影响。查体可见结膜充血，即红眼；分泌物多，即眼眵多，晨起更明显；眼睑肿胀，睁眼困难；球结膜水肿；眼睑结膜乳头增生；滤泡形成；耳前淋巴结肿大，压痛明显。很多女性进行视力矫正手术后，如果再进行文眼线等眼部微整术，也容易诱发结膜炎。

※ 结膜炎脉象
【器官定位】头颈区，眼睛位置。
【病象轮廓】出现球状轮廓。
【辅助脉象】灼热感。

视神经萎缩

(一) 概述

视神经萎缩是指任何疾病引起视网膜神经节细胞和其轴突发生病变，致使视神经全部变细的一种形态学改变，一般发生于视网膜至外侧膝状体之间的神经节细胞轴突变性。

(二)临床症状

视神经萎缩是视神经病损的最终结果，表现为视神经纤维的变性和消失，传导功能障碍，出现视野变化，视力减退并丧失。一般分为原发性和继发性两类。眼底检查可见视盘颜色为淡黄或苍白色，境界模糊，生理凹陷消失，血管变细等。常见病因有视神经炎、颅内压增高。

※ 视神经萎缩脉象

【器官定位】头颈区，眼睛位置。

【病象轮廓】球状轮廓中伴有斜线管状轮廓。

【辅助脉象】萎缩感、干硬感。

眼压高

(一)概述

眼压高是指眼内容物对眼球壁施加的均衡压力过高。

(二)临床表现

眼压高会引起头疼，眼红，眼胀，虹视（看灯光有彩色的光圈），视力减退。严重者可以引起恶心呕吐。

※ 眼压高脉象

【器官定位】头颈区，眼睛位置。

【病象轮廓】球状轮廓。

【辅助脉象】胀感。

近视

(一)概述

在调节放松的状态下，平行光线经眼球屈光系统后聚焦在视网膜之前，称为近视。近视眼也称短视眼，因为只能看近不能看远，远视力明显降低，但近视力尚正常。

(二)临床症状

由于调节与集合的不协调容易产生视疲劳,伴随眼位改变与眼球的变形。

※ 近视眼脉象

【器官定位】头颈区,眼睛位置。

【病象轮廓】球状拉长变形轮廓。

【辅助脉象】顶刺感。

散光

(一)概述

散光是眼睛的一种屈光不正常的表现,与角膜的弧度有关。平行光线进入眼内后,由于眼球在不同子午线上屈光力不等,不能聚集于一点(焦点),也就不能形成清晰的物像,称为散光。

(二)临床表现

视力下降,复性散光和混合性散光视力减退明显。容易产生视疲劳,近距离工作不能持久。出现代偿头位和眯眼视物。

※ 散光脉象

【器官定位】头颈区,眼睛位置。

【病象轮廓】球状轮廓。

【辅助脉象】针刺爆破感。

远视

(一)概述

远视是指平行光束经过调节放松的眼球折射后成像于视网膜之后的一种屈光状态,当眼球的屈光力不足或眼轴长度不足时就会产生远视。这种眼的光学焦点在视网膜之后,因而在视网膜上所形成的像是模糊不清的。

(二)临床表现

远视常引起不同程度的视力降低和视疲劳。远视眼除易引起调节性视疲劳外,有时也引起全身症状,特别是神经系统的变化。度数高时可见眼前和眼底变化。

※ 远视脉象
【器官定位】头颈区,眼睛位置。
【病象轮廓】球状扁压轮廓、深陷轮廓。
【辅助脉象】快速远离感。

泪腺堵塞

(一)概述

泪腺是由细管状腺和导管组成,是分泌泪液的器官。堵塞就发生在细管状腺和导管区域。

(二)临床表现

主要表现为迎风流泪、室外流泪。如果泪腺完全堵塞,即便是坐在室内,也会引起流泪现象。

※ 泪腺堵塞脉象
【器官定位】头颈区,眼睛位置。
【病象轮廓】球状轮廓内侧伴有管状轮廓。
【辅助脉象】堵塞感、水象。

左右视力对比

【对比方法】对比左右眼相关病象严重程度。

鼻塞

(一) 概述

鼻塞是常见的症状之一，最常见的原因包括鼻炎、鼻窦炎、鼻息肉、鼻中隔偏曲、鼻腔鼻窦肿瘤、腺样体肥大等。

(二) 临床表现

鼻腔内有脓涕或者异物感。其他病症引起鼻塞的临床症状也不相同，如急性鼻炎的鼻塞发展很快，通常在数日内即达到高峰，一周左右可自行消退，可伴有发热、头昏等全身症状。

※ 鼻塞脉象

【器官定位】头颈区，鼻区位置。

【病象轮廓】出现竖状、鼻形轮廓。

【辅助脉象】胀感、阻塞感。

鼻炎

(一) 概述

鼻炎即鼻腔炎性疾病，是病毒、细菌、变应原、各种理化因子以及某些全身性疾病引起的鼻腔黏膜的炎症。鼻炎的主要病理改变是鼻腔黏膜充血、肿胀、渗出、增生、萎缩或坏死等。

(二) 临床表现

主要表现为鼻塞、多涕、嗅觉下降、头痛、头晕。多数人还有食欲不振、易疲倦、记忆力减退及失眠等。

※ 鼻炎脉象

【器官定位】头颈区，鼻区位置。

【病象轮廓】出现竖状、鼻形轮廓。

【辅助脉象】灼热感。

鼻窦炎

(一) 概述

一个或多个鼻窦发生炎症称为鼻窦炎，累及的鼻窦包括：上颌窦、筛窦、额窦和蝶窦，这是一种在人群中发病率较高的疾病。鼻窦炎可分为急性鼻窦炎、慢性鼻窦炎两种。

(二) 临床表现

主要表现为脓涕、阻塞、嗅觉障碍、头痛。急性鼻窦炎常在病程中患侧症状加重，继而出现畏寒发热、周身不适、精神不振、食欲减退等，以急性牙源性上颌窦炎的全身症状较剧。儿童发热较高，严重者可发生抽搐、呕吐和腹泻等全身症状。慢性鼻窦炎的全身症状较轻缓或不明显，一般可有头昏、易倦、精神抑郁、萎靡不振、纳差、失眠、记忆力减退、注意力不集中、工作效率降低等症状。极少数病例若已形成病灶，可有持续低热。

※ 鼻窦炎脉象

【器官定位】
- 鼻区：头颈区，鼻区位置。
- 额区：头颈区，眼睛位置。

【病象轮廓】
- 在鼻形轮廓中，伴有多个不规律圆形轮廓。
- 额头区域产生圆饼状轮廓。

【辅助脉象】
- 鼻区：灼热感。
- 额区：胀痛感。

鼻息肉

(一) 概述

鼻息肉是赘生于鼻腔或鼻窦黏膜上突出于鼻腔黏膜表面的增生组织团。以鼻阻塞或鼻分泌物增多为常见表现，伴面部疼痛或肿胀感，嗅觉减退或丧失。为鼻部常见病，好发于成年人，儿童极少发生。可为单发性或为多发性，多发于上颌窦、筛窦、中鼻道、中鼻甲等处。

(二)临床症状

鼻息肉双侧多发，单侧较少。常见的症状为持续性鼻塞，随息肉体积长大而加重。鼻腔分泌物增多，时伴有喷嚏，分泌物可为浆液性、黏液性，如并发鼻窦感染，分泌物可为脓性。多有嗅觉障碍。鼻塞重者说话呈闭塞性鼻音，睡眠时打鼾。息肉蒂长者可感到鼻腔内有物随呼吸移动。后鼻孔息肉可致呼气时经鼻呼气困难。若息肉阻塞咽鼓管口，可引起耳鸣和听力减退。息肉阻塞鼻窦引流，可引起鼻窦炎，患者出现鼻背、额部及面颊部胀痛不适。

※ 鼻息肉脉象

【器官定位】头颈区，鼻区位置。

【病象轮廓】鼻形轮廓中伴有息肉轮廓。

【辅助脉象】柔软感。

流鼻涕

(一)概述

流鼻涕是鼻部疾病常见症状之一。正常鼻腔中只有少量黏液，呈湿润状态，以维持正常的生理功能。鼻腔有病变时可以引起鼻分泌物性质和量的改变。鼻腔分泌物外溢时，称为流鼻涕。

※ 流鼻涕脉象

【器官定位】头颈区，鼻区位置。

【病象轮廓】出现竖状、鼻形轮廓。

【辅助脉象】流水感。

鼻痛

※ 鼻痛脉象

【器官定位】头颈区，鼻区位置

【病象轮廓】出现竖状、鼻形轮廓。

【辅助脉象】痛感。

牙周炎

(一)概述

牙周炎主要是由局部因素引起的牙周支持组织的慢性炎症。发病年龄以35岁以后较为多见。

(二)临床表现

早期症状不明显，患者通常只有继发性牙龈出血或口臭的表现，与牙龈炎症状相似。检查时可见龈缘、龈乳头和附着龈的肿胀，质松软，呈深红色或暗红色，探诊易出血。

随着炎症的进一步扩散，出现下述症状：

牙周袋形成；牙周溢脓；牙齿松动。

※ 牙周炎脉象

【器官定位】头颈区，牙齿位置。

【病象轮廓】弧形柱状轮廓。

【辅助脉象】灼热感、疼痛感。

缺齿

(一)概述

缺齿指牙齿因为各种原因缺失。

(二)临床表现

牙齿缺失而没有带义齿，通过直观的观察可以看到。

※ 缺齿脉象

【器官定位】头颈区，牙齿位置。

【病象轮廓】弧形柱状轮廓，伴有凹陷型柱状轮廓。

【辅助脉象】顶刺感。

牙痛

(一)概述

牙痛是指牙齿因各种原因引起的疼痛,为口腔疾患中常见的症状之一,可见于龋齿、牙髓炎、根尖周炎、牙外伤、牙本质过敏、楔状缺损等。

(二)临床表现

牙痛是多种牙齿疾病和牙周疾病常见症状之一,其特点表现为以牙痛为主,牙龈肿胀,咀嚼困难,口渴口臭,或时痛时止,遇冷热刺激痛剧,面颊部肿胀等。

牙龈鲜红或紫红、肿胀、松软,有时龈缘有糜烂或肉芽组织增生外翻,刷牙或吃东西时牙龈易出血,但一般无自发性出血,患者无明显的自觉症状,有时可有发痒或发胀感。

※ 牙痛脉象

【器官定位】头颈区,牙齿位置。

【病象轮廓】弧形柱状轮廓。

【辅助脉象】刺痛感。

义齿

(一)概述

义齿就是人们常说的"假牙"。就像把"假腿""假肢"称为"义肢"一样,"义齿"的意思就是指为人类尽"义务"的牙齿。医学上义齿是对上、下颌牙部分或全部牙齿缺失后制作的修复体的总称。义齿分为可摘与固定两种。固定义齿(俗称"固定假牙")是不能由患者自己取戴的,而可摘义齿(俗称"活动假牙")可以由患者方便地取戴。

(二)临床表现及分类

1.活动义齿

患者可自行摘戴的假牙,适宜于全口多数牙缺失,余留牙少的情况。优点是患者可摘下清洁，余留牙负担较小，但也存在咀嚼效率较低，患者需要饭后摘下清洗等诸多不便。

2.固定义齿

利用缺失牙两侧的健康牙做支持，把假牙固定在口腔内，适用于少数牙缺失，间歇缺牙，余留牙健康状态好的情况。优点是固定义齿咀嚼效率高，患者戴用舒适，异物感小，不用摘戴，缺点是修复时要对缺失牙两侧的健康牙磨除部分牙体组织后进行全冠修复。

3.种植牙

近年来发展较快较新的技术，方法是在牙槽骨内植入种植体，待种植体与牙槽骨形成骨结合后，再在种植体上镶牙，但种植牙要求患者全身健康状况好，牙槽骨有一定的高度和宽度。种植牙使用舒适美观，不损伤邻牙，但价格较贵。

※ 假牙脉象

【器官定位】头颈区，牙齿位置。

【病象轮廓】弧形柱状轮廓。

【辅助脉象】光滑感、异物感。

中耳炎

(一)概述

中耳炎是累及中耳全部或部分结构的炎性病变，好发于儿童。可分为非化脓性中耳炎及化脓性中耳炎两大类。非化脓性中耳炎包括分泌性中耳炎、气压损伤性中耳炎等，化脓性中耳炎有急性和慢性之分。

(二)临床表现

1.化脓性中耳炎

急性化脓性中耳炎：由化脓性细菌感染引起的中耳炎症，其症状主要是耳痛、流脓。小儿的全身症状比成人明显，可有发热、呕吐等。

慢性化脓性中耳炎：是指中耳黏膜、骨膜或深达骨质的慢性化脓性炎症。

- 全身症状轻重不一，可有怕冷、发热、乏力、食欲减退。
- 耳痛：耳深部疼痛，逐渐加重。
- 耳流脓：是本病的主要症状，可为黏液、黏脓或纯脓性。
- 听力减退及耳鸣：开始感耳闷，继则听力渐降，伴耳鸣。
- 耳聋：轻重不一。

2. 非化脓性中耳炎

- 听力下降。
- 耳痛。
- 耳内闷胀感或闭塞感。
- 耳鸣，可为间歇性，头运动、打呵欠或擤鼻时可闻及气过水声。

※ 中耳炎脉象

【器官定位】头颈区，耳区位置。

【病象轮廓】耳形轮廓，上方伴有孔状轮廓。

【辅助脉象】灼热感，或伴有液体象。

耳鸣耳聋

(一)概述

耳鸣是听觉功能的紊乱现象，也是听分析器对适宜的和不适宜的刺激所产生的反应。耳鸣多属噪音，有间歇性，也有持续性。节律性耳鸣多与血管跳动一致，偶尔与呼吸一致。

(二)临床表现

1. 耳鸣

耳鸣呈多样性，可单侧或双侧，也可为头鸣，可持续性存在，也可间歇性出现，声音可以各种各样，音调高低不等。长期耳鸣会引起患者产生烦躁、焦虑、紧张、害怕或者抑郁的情绪，而不良的情绪状态可加重耳鸣，造成耳鸣与不良情绪之间的恶性循环，心理因素在耳鸣发病的过程中起重要作用。

2. 耳聋

听觉障碍常见临床症候有耳鸣、听觉过敏、耳聋、幻听及听觉失认。

※ 耳鸣耳聋脉象

【器官定位】头颈区，耳区位置。

【病象轮廓】耳型轮廓，上方伴有圆形跳动轮廓。

【辅助脉象】胀蒙感、高频震颤感。

耳朵上火发痒

(一) 概述

上火是生活中十分常见的一种症状及体征，其原因多是风、寒、暑、湿、燥邪侵入机体生热化火的结果。此外，脏腑机能失调、精神过度刺激、生活丧失规律，也能引起上火。

(二) 临床表现

伴有发热，耳疼剧烈，耳闷、听力下降。

※ 耳朵上火发痒脉象

【器官定位】头颈区，耳区位置。

【病象轮廓】耳型轮廓。

【辅助脉象】热麻感、痒感。

耳痛

(一) 概述

耳痛为一常见症状，可分为耳源性耳痛、反射性耳痛以及神经性耳痛三种。耳源性耳痛又称原发性耳痛，系指耳部本身病变所引起的耳痛。反射性耳痛又称继发性耳痛，是由于支配耳部的神经同时又支配其他部位的感觉，所以其他部位病变引起的疼痛可通过该神经反射至耳部引起耳痛。神经性耳痛是由于耳部感觉神经本身的病变而引起的疼痛。如果出现头晕、耳痛、耳鸣、重听等症状时，应及早检查诊断治疗，应用改善血循环和促进神经营养代谢的药物，必要时亦可高压氧治疗。

※ 耳痛脉象
【器官定位】头颈区，耳朵位置。
【病象轮廓】出现耳状轮廓。
【辅助脉象】痛感。

左右耳严重度对比

【对比方法】对比左右耳相关病象的严重程度。

咽炎

(一)概述

咽炎为咽部的非特异性炎症，是各种微生物感染咽部而产生炎症的统称，可单独存在，也可与鼻炎、扁桃体炎和喉炎并存，或为某些疾病的前驱症状。可分为急性咽炎和慢性咽炎。

(二)临床表现

1. 慢性肥厚性咽炎

咽部不适、疼痛、痒或干燥感，时有灼热感、烟熏感、异物感等；刺激性咳嗽，晨起用力咳出分泌物，甚至恶心。

2. 链球菌性咽炎

起病急，初起时咽部干燥、灼热，继之咽痛，空咽时咽痛往往比进食时更加明显，严重者伴有畏寒、高热、头痛、全身不适、食欲不振、背及四肢酸痛。咽痛逐渐加剧，随炎症侵及的部位可引起相应的症状。咽侧索发炎时引起吞咽困难、疼痛。伴有耳痛、舌根淋巴组织发炎，则有剧烈的灼痛或刺痛，并向两耳放射。波及咽鼓管时则有耳闷、耳鸣及重听现象。

3. 慢性单纯性咽炎

跟各型慢性咽炎症状大致相似，且多种多样，如咽部不适感、异物感、痒感、灼热感、干燥感或刺激感，还可有微痛等。

4. 急性单纯性咽炎

起病较急，常与急性鼻炎同时发生。初觉咽干、瘙痒、微痛、灼热感及异物感，继而有咽痛，多为灼痛，吞咽时尤重。疼痛可放射至耳部。

※ 咽炎脉象

【器官定位】头颈区，咽喉位置。

【病象轮廓】竖状管形轮廓，表面伴有椭圆形轮廓。

【辅助脉象】麻刺感、热感。

喉咙干痒

(一)概述

咽喉痒是慢性咽炎的一种症状，为慢性、反复感染所引起的弥漫性咽部病变，其主要的病变特征是咽部的黏膜发炎。咽喉痒的时候应该注意保护咽喉，及时就医。

(二)临床表现

喉咙干燥，想喝水及吃凉的东西，伴有痒感，用手抓痒的部位会有舒适感。

※ 喉咙干痒脉象

【器官定位】头颈区，咽喉部位。

【病象轮廓】竖状管形轮廓。

【辅助脉象】痒感、干燥感。

咽痛

(一)概述

咽喉痛是一种最常见的病症，多发于一年中的寒冷季节，感冒、扁桃体炎、鼻窦炎、百日咳、咽喉炎以及病毒感染，甚至心肌梗死，均可引起咽喉痛。

(二)临床表现

1. 鼻咽部炎症

鼻咽在急性炎症期，患者会有一种干疼的感觉，同时炎症期的血管扩张，会导致患者将鼻涕回吸，吐出时略带血。

2. 口咽部位炎症

口咽部位的发炎症状多为急性扁桃体炎和急性咽炎，这两种情况多与感冒有关。急性扁桃体炎发作时，患者感觉咽痛，并伴有中度发热或高热，严重时还会出现扁桃体肿胀化脓。

3. 喉咽部炎症

喉咽部的炎症多是急性会厌炎和急性喉炎。急性会厌炎是喉科常见的急重症之一，患者多感觉咽部很疼，甚至不敢吞咽食物，说话时有含水的声音，同时，咽部有异物感，严重者会导致呼吸困难，危及生命。患者遇到这种情况，一定要尽快到医院的耳鼻喉科就诊。急性喉炎发作时患者也有咽疼、咽部异物感，但与急性会厌炎有一个明显的区别，即患者说话的声音嘶哑，不是含水说话声。

※ 咽痛脉象
【器官定位】头颈区，咽喉位置。
【病象轮廓】竖状管形轮廓。
【辅助脉象】痛感。

甲状腺功能亢进症

(一)概述

甲状腺功能亢进症简称"甲亢"，是由于多种病因导致甲状腺合成释放过多的甲状腺激素，造成机体代谢亢进和交感神经兴奋，引起心悸、出汗、进食增多、便次增多和体重减少的病症。

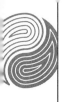
(二)临床表现

甲状腺激素可促进新陈代谢，促进机体氧化还原反应，因代谢亢进，需要机体增加进食；胃肠活动增强，出现便次增多；虽然进食增多，但氧化反应增强，机体能量消耗增多，患者表现为体重减少；产热增多表现为怕热、出汗，个别患者出现低热；甲状腺激素增多刺激交感神经兴奋，临床表现为心悸、心动过速，失眠，情绪易激动，甚至焦虑。

※ 甲亢脉象

【器官定位】头颈区，甲状腺部位。

【病象轮廓】椭圆形轮廓。

【辅助脉象】快速感、热感。

甲状腺功能减退症

(一)概述

甲状腺功能减退症简称"甲减"，是由于甲状腺激素合成及分泌减少，或其生理效应不足所致机体代谢降低的一种疾病。按其病因分为原发性甲减、继发性甲减及周围性甲减三类。

(二)临床表现

1. 全身症状

面色苍白，眼睑和颊部虚肿，表情淡漠，全身皮肤干燥、增厚、粗糙，脱屑，非凹陷性水肿，毛发脱落，手脚掌呈萎黄色，体重增加，少数患者指甲厚而脆裂。

2. 神经系统

记忆力减退，智力低下，嗜睡，反应迟钝，多虑，头晕，头痛，耳鸣，耳聋，眼球震颤，共济失调，严重者可出现痴呆，木僵，甚至昏睡。

3. 心血管系统

心动过缓，心输出量减少，血压低，心音低钝，心脏扩大，可并发冠心病，严重者发生黏液性水肿性心肌病。

4. 消化系统

厌食，腹胀，便秘。严重者可出现麻痹性肠梗阻。半数患者有胃酸缺乏，导致恶性贫血与缺铁性贫血。

5. 运动系统

肌肉软弱无力、疼痛、强直，可伴有关节病变如慢性关节炎。

6. 内分泌系统

女性月经过多，久病闭经，不孕；男性阳痿，性欲减退。少数患者出现泌乳，继发性垂体增大。

7. 甲减危象

病情严重时，由于受寒、感染、手术、麻醉或镇静剂应用不当等应激，可诱发黏液性水肿昏迷。表现为低体温（T＜35℃），呼吸减慢，心动过缓，血压下降，四肢肌力松弛，反射减弱或消失，甚至发生昏迷、休克、心肾功能衰竭。

※ 甲减脉象

【器官定位】头颈区，甲状腺位置。

【病象轮廓】小椭圆形轮廓。

【辅助脉象】慢速感、凉感。

甲状腺结节

(一)概述

甲状腺结节是甲状腺细胞异常增生后在甲状腺组织中出现的团块，可随吞咽动作而上下移动，是临床常见的病症，可由多种病因引起。临床上有多种甲状腺疾病，如甲状腺退行性变、炎症、自身免疫等都可以出现结节。

(二)临床表现

1. 结节性甲状腺肿

临床主要表现为甲状腺肿大，触诊时可扪及大小不等的多个结节，结节的质地多为中等硬度。少数患者仅能扪及单个结节。

2.结节性毒性甲状腺肿

本症起病缓慢，常发生于已有多年结节性甲状腺肿的患者，年龄多在40～50岁以上，以女性多见，可伴有甲亢症状及体征，但甲亢的症状一般较轻，常不典型，且一般不发生浸润性突眼。

3.炎性结节

分感染性和非感染性两类。前者临床上除有甲状腺结节外，还伴有发热和甲状腺局部疼痛，结节大小视病变范围而定，质地较坚韧；后者主要是由自身免疫性甲状腺炎引起，多见于中、青年妇女，患者的自觉症状较少，检查时可扪及多个或单个结节，质地硬韧，少有压痛。

※ 甲状腺结节脉象

【器官定位】头颈区，甲状腺位置。

【病象轮廓】椭圆形轮廓，上方伴有块状轮廓。

【辅助脉象】硬感。

单纯性甲状腺肿

(一)概述

单纯性甲状腺肿是甲状腺功能正常的甲状腺肿，是以缺碘、致甲状腺肿物质或相关酶缺陷等所致的代偿性甲状腺肿大，不伴有明显的甲状腺功能亢进或减退，故又称非毒性甲状腺肿。病程初期甲状腺多为弥漫性肿大，以后可发展为多结节性肿大。

(二)临床表现

病程早期为弥漫性甲状腺肿大，查体可见肿大的甲状腺表面光滑，质软，随吞咽上下活动，无震颤及血管杂音。随着病程的发展，逐渐出现甲状腺结节性肿大，一般为不对称性、多结节性，多个结节可聚集在一起，表现为颈部肿块。结节大小不等，质地不等，位置不一。甲状腺肿一般无疼痛，如有结节内出血则可出现疼痛。本病可引起颈部肿大，从而出现邻近器官压迫症状。可压迫气管、食管、喉返神经、血管、膈神经、颈交感神经节，并出现伴随症状。

※ 甲状腺肿大脉象
【器官定位】头颈区，甲状腺位置。
【病象轮廓】椭圆形轮廓，伴有轮廓增大。
【辅助脉象】胀感。

颈淋巴结结核

(一)概述

颈淋巴结结核中医称为"瘰疬"，可由单纯局部结核菌感染引起，也可以是全身性结核病的局部表现，其感染来自肺结核的播散或口腔咽喉部的结核感染灶。临床以局部淋巴结寒性脓肿为主要表现，较少出现低热、盗汗、消瘦等全身中毒表现，晚期出现淋巴结干酪样变，破溃后窦道经久不愈，有豆渣样稀薄脓液排出。

致病菌国内主要为人型结核杆菌。牛型结核杆菌感染是由于饮用未消毒好的病牛乳所致，我国少见。本病传染途径有二：

1. 经口腔、鼻咽部等处感染

结核菌可经上呼吸道或随食物在扁桃体、龋齿等处形成原发灶，然后通过其黏膜下丰富的淋巴网感染颈部的浅、深层淋巴结。一般多发生在颌下及胸锁乳突肌的后缘、前缘或下面。

2. 经血行、淋巴播散

可因肺部原发结核灶经淋巴或血行播散所致；也可由纵隔淋巴结结核经淋巴管上行感染，此时主要累及锁骨上或胸锁乳突肌下段深部淋巴结。

(二)临床症状

1. 全身表现

依病情轻重而有不同。大多数患者无明显全身症状，或仅稍有乏力、低热、食欲不振、盗汗等中毒症状。

2. 局部表现

病变的淋巴结常为多个，出现在颈的一侧或两侧。双侧淋巴结同时受累者，多系血行播散引起，一般多出现在结核初染半年之内，淋巴结受累个数也较多。单侧受累多由于龋齿、扁桃体、咽部等处感染播散所致，受累淋巴结多在颌下和胸锁乳突肌的后缘、前缘或下面。

病变初期，肿大的淋巴结相互分离，可移动，压之无疼痛或稍痛。此时，如机体抵抗力强，侵入的结核菌少，或经适当治疗，淋巴结可缩小。反之，如机体抵抗力弱或未经治疗，则病变发展，淋巴结继续肿大，相互融合成团，与皮肤和周围组织粘连，形成不规则团块。病变晚期，淋巴结经干酪样变、液化而成寒性脓肿，局部皮肤发亮，呈紫红色，触之有波动感，继之破溃形成难愈的窦道或溃疡，排出混有豆渣样碎屑的稀薄脓液。窦道口或溃疡面具有暗红色、潜行的皮肤边缘和松弛、苍白的肉芽组织。

已破溃的淋巴结容易继发感染，引起急性炎症表现。干酪样变的淋巴结毗邻颈静脉者可破溃入颈静脉，导致结核杆菌播散至身体远处（关节、骨）。

※ 颈淋巴结结核脉象

【器官定位】颈部淋巴位置。

【病象轮廓】椭圆形轮廓。

【辅助脉象】胀感。

食管狭窄

(一) 概述

食管狭窄一般指食管良性疾病（不含肿瘤）或并发症引起食管腔狭窄。食管良性狭窄有先天性和后天性原因。前者极为罕见，多为一段食管局限性增厚狭窄，或是食管黏膜有环状、瓣状隔膜；后者以瘢痕性狭窄最为多见。临床主要表现为吞咽困难，吞咽时有疼痛感，体重减轻，进餐后食物反流等。

(二)临床症状

吞咽困难是食管狭窄的主要症状,此外吞咽时伴有疼痛感、体重减轻以及进餐后食物反流等。

※ 食管狭窄脉象

【器官定位】头颈区与胸背区连接处,食管位置。

【病象轮廓】管形轮廓。

【辅助脉象】狭小感、阻力感。

食管炎

(一)概述

食管炎即食道炎,泛指食管黏膜浅层或深层组织由于受到刺激或损伤,食管黏膜发生水肿和充血而引发的炎症。其中,化学性刺激包括胃酸、胆汁、烈酒以及强酸、强碱、药物等;物理性刺激包括烫的食物、饮料,食管异物(鱼刺等)嵌顿,长期放置鼻胃管等。由于化疗、放疗导致食管局部受损,或患者本身抵抗力下降,导致结核杆菌、真菌(念珠菌)或病毒感染,亦可引发食管炎。临床最常见的是胃酸反流引起的反流性食管炎。

(二)临床症状

主要以"烧心"、吞咽疼痛、困难及胸骨后疼痛居多。当食管炎严重时可引起食管痉挛及食管狭窄,吞咽食物感到"发噎",甚至呕吐。一般食管炎出血较轻微,但也可能引起呕血或黑便(柏油便)。不同病因引起的食管炎可伴随相应的临床表现。

※ 食管炎脉象

【器官定位】头颈区与胸背区连接处,食管位置。

【病象轮廓】管形轮廓。

【辅助脉象】灼热感。

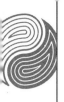

食管癌

(一) 概述

食管癌是常见的消化道肿瘤，典型的症状为进行性吞咽困难，表现为吞咽哽噎感，进食硬食困难，后逐渐出现进食软食和饮水都困难。

(二) 临床症状

早期：症状常不明显，但在吞咽粗硬食物时可能有不同程度的不适感，包括咽下食物哽噎感，胸骨后烧灼样、针刺样或牵拉摩擦样疼痛；并可有食物通过缓慢的停滞感或异物感。哽噎停滞感常通过吞咽水后缓解消失。症状时轻时重，进展缓慢。

中晚期：食管癌典型的症状为进行性吞咽困难，先是难咽干的食物，继而是半流质食物，最后水和唾液也不能咽下。常吐黏液样痰，为下咽的唾液和食管的分泌物。患者逐渐消瘦、脱水、无力。持续胸痛或背痛为食管癌晚期症状，癌细胞已侵犯食管外组织。当癌肿梗阻所引起的炎症水肿暂时消退，或部分癌肿脱落后，梗阻症状可暂时减轻，常被误认为病情好转。若癌肿侵犯喉返神经，可出现声音嘶哑；若压迫颈交感神经节，可产生Horner综合征；若侵入气管、支气管，可形成食管、气管或支气管瘘，出现吞咽水或食物时剧烈呛咳，并发生呼吸系统感染。最后出现恶病质状态。若有肝、脑等脏器转移，可出现黄疸、腹腔积液、昏迷等状态。

※ 食管癌脉象

【器官定位】头颈区与胸背区连接处，食管位置。

【病象轮廓】管形轮廓，伴有块状轮廓，并且边缘不清晰。

【辅助脉象】硬感、粗糙涩感、堵塞感。

第二节　胸背区域

气管炎

（一）概述

气管炎是由于病毒、细菌感染或物理化学刺激等非感染因素引起的气管、支气管黏膜炎性变化，黏液分泌增多，气管黏膜上皮绒毛内呼吸酶的活性降低，影响肺泡的分泌功能及肺的通气、换气功能。临床上气管炎分急性和慢性两种。

（二）临床表现

主要表现为咳嗽、咳痰、喘息、发热头痛。早期可无异常体征或仅有呼吸音粗糙，随病情发展肺部可闻及干湿啰音，呈散在分布。急性发作期干湿啰音明显增多，咳嗽咳痰后啰音可减少。喘息型慢性支气管炎可闻及哮鸣音。体征一般2～3周内即消退，迁延不愈者可转为慢性支气管炎。

※气管炎脉象
【器官定位】头颈区与肺区连接处，气管位置。
【病象轮廓】竖状三叉型、螺纹管状轮廓。
【辅助脉象】灼热感。

肺的钙化

（一）概述

肺钙化灶一般是由肺部炎症引起，最常见的是原因是肺结核，其次为气管支气管炎、肺炎、肺癌、甲状旁腺功能亢进、钙或磷酸盐代谢异常、血栓以及气管支气管淀粉样变，纤维化也可诱发肺钙化灶生成。

（二）临床表现

肺部的钙化病变表现为密度很高的致密阴影，边缘锐利，形状不一，可为斑点状、块状及球形。其分布可为局限性，也可为弥散性。肺内愈合的结核灶多位于两肺上野。钙化斑一般无大碍,只有少数患者可能会有肺部闷胀感觉,一般不需治疗。

※肺部钙化脉象

【器官定位】胸背区,肺部位置。

【病象轮廓】肺部表面,伴有边缘清楚的不规则形状轮廓。

【辅助脉象】硬感、涩感。

肺炎

(一)概述

肺炎是指终末气道、肺泡和肺间质的炎症,可由病原微生物、理化因素、免疫损伤、过敏及药物所致。细菌性肺炎是最常见的肺炎,也是最常见的感染性疾病之一。引起肺炎的病因很复杂,包括细菌、病毒、支原体等多种病原体,以及放射线、吸入性异物等理化因素引起。其中由肺炎球菌引起的肺炎最为多见。

(二)临床表现

多数起病急骤,常有受凉淋雨、劳累、病毒感染等诱因,约1/3患者患病前有上呼吸道感染史。病程一般7~10天。

1. 寒战与高热

典型病例以突然寒战起病,继之高热,体温可高达39℃~40℃,呈稽留热型,常伴有头痛、全身肌肉酸痛,食量减少。抗生素使用后热型可不典型,年老体弱者可仅有低热或不发热。

2. 咳嗽与咳痰

初期为刺激性干咳,继而咳出白色黏液痰或血丝痰,1~2天后可咳出黏液血性痰或铁锈色痰,也可呈脓性痰,进入消散期痰量增多,痰黄而稀薄。

3. 胸痛

多有剧烈侧胸痛,常呈针刺样,随咳嗽或深呼吸而加剧,可放射至肩部或腹部。如大叶性肺炎可刺激胸隔膜引起剧烈腹痛，易被误诊为急腹症。

4. 呼吸困难

由于肺实变通气不足、胸痛以及毒血症而引起呼吸困难，呼吸快而浅。病情严重时影响气体交换，使动脉血氧饱和度下降而出现发绀。

5. 其他症状

少数有恶心、呕吐、腹胀或腹泻等胃肠道症状。严重感染者可出现神志模糊、烦躁、嗜睡、昏迷等。

6. 体征

大叶性肺炎患者多呈急性面容，双颊绯红，皮肤干燥，口角和鼻周可出现单纯性疱疹。有败血症者，皮肤黏膜可有出血点，巩膜黄染，心率增快或心律不齐。肺炎病变范围大者，可有肺实变体征，双肺下野及背部可闻及湿性啰音。支原体肺炎患者体征多不明显，可有咽部中度充血，肺部干湿啰音，耳镜可见鼓膜充血甚至出血，呈炎性改变。病毒性肺炎胸部体征亦不突出，有时偶尔在下肺闻及湿啰音。

※ 肺炎脉象

【器官定位】胸背区，肺部位置。

【病象轮廓】肺部轮廓。

【辅助脉象】胀感、灼热感。

肺癌

(一) 概述

肺癌是发病率和死亡率增长最快，对人类健康和生命威胁最大的恶性肿瘤之一。

(二) 临床表现

1. 局部症状

包括咳嗽、痰中带血或咯血、胸痛、胸闷气急、声音嘶哑。

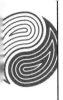

2. 全身症状

包括发热、消瘦、贫血和恶病质。

3. 肺外症状

包括肺源性骨关节增生症、与肿瘤有关的异位激素分泌综合征。

※ 肺癌脉象

【器官定位】胸背区，肺部位置。

【病象轮廓】肺部伴有凹凸不平，边缘不清的轮廓。

【辅助脉象】硬感、粗糙涩感。

肺寒

(一) 概述

肺寒，病证名。指肺经有寒，属阳虚证。证似肺痿，而口中自生津液，舌苔白滑。临床所见多有阳虚外寒的表现，治以温肺散寒。

(二) 临床症状

咳痰，色白清稀，形寒肢冷，恶寒重而发热轻，咳嗽胸痛，喘促，面色青白，亦可见面垢鳌黑，咳逆倚息，短气不得卧，舌淡白或紫黯，苔白滑，脉沉弦或紧。

※ 肺寒脉象

【器官定位】胸背区，肺部位置。

【病象轮廓】肺部轮廓。

【辅助脉象】凉感。

肺热

(一) 概述

肺热，病证名，又称肺气热。指外感风热之邪，或风寒化热，火热毒邪壅塞肺中所致病证。

(二)临床表现

临床以发热,咳嗽,烦渴,胸痛,咯痰量多,气味腥臭,或脓血相兼为主要症状。

※肺热脉象

【器官定位】胸背区,肺部位置。

【病象轮廓】肺部轮廓。

【辅助脉象】灼热感。

乳腺炎

(一)概述

乳腺炎是女性常见的疾病,根据病因的不同可以分为急性化脓性乳腺炎、乳晕旁瘘管、浆细胞性乳腺炎等,此处主要介绍最常见的急性化脓性乳腺炎。急性化脓性乳腺炎常发生于哺乳期,特别是初产妇产后1～2个月内,故又称急性哺乳期或产褥期化脓性乳腺炎,中医称为"乳痈"。

(二)临床表现

一期,瘀奶肿块期或红肿期。主要表现为乳房的某一部分,通常是外上或内上象限突发肿硬胀痛,边界不清,多有明显的压痛。此期乳房内部的炎症呈蜂窝组织炎阶段,尚未形成脓肿。乳房皮肤的颜色正常或微红,或微热。突然高热寒战,疼痛肿胀,局部鲜红,很快化脓破溃,多伴有胸闷头痛,食欲不振等。若有乳头皲裂,哺乳时会感觉乳头像针扎一样疼痛,乳头表面可见一两个小脓点或很小的裂口。

二期,脓肿形成期。蜂窝组织炎阶段未能及时消散,炎症继续发展,组织坏死,脓肿形成在所难免。肿块逐渐增大变硬,疼痛加重,多为搏动性跳痛,甚至持续性剧烈疼痛,乳房局部皮肤发红、灼热。全身壮热不退,口渴思饮,恶心厌食,同侧腋窝淋巴结肿大等。红肿热痛2～3天后,肿块中央渐渐变软,有波动感,中心红肿发亮,皮肤变薄,周边皮肤大片鲜红。此时穿刺会有脓液吸出。此期脓肿已成,保守治愈的时机已过。

三期,脓肿溃后期。脓肿成熟时可自行破溃,或手术切开排脓。如果引流通畅，则局部肿消痛减，体温正常，经过换药，大约一个月内创口逐渐愈合。如果溃后脓出不畅，肿势不消，疼痛不减，身热不退，引流不畅，经久不愈，会转成慢性乳腺炎，也会形成乳瘘，即有乳汁伴脓液混合流出。

※ 乳腺炎脉象

【器官定位】胸背区，乳房位置。

【病象轮廓】乳房轮廓。

【辅助脉象】灼热感。

乳腺增生

(一)概述

乳腺增生是乳腺实质的良性增生，以乳房肿块和胀痛为主证，常见于中青年女性。一般认为乳腺增生症与卵巢功能失调有关，如黄体素分泌减少、雌激素的分泌相对增高等。

(二)临床症状

在不同年龄组有不同特点，未婚女性、已婚未育、尚未哺乳的妇女，其主要症状为乳腺胀痛，可同时累及双侧，但多以一侧偏重。月经前乳腺胀痛明显，月经过后即见减轻并逐渐停止，下次月经来前疼痛再度出现，整个乳房有弥漫性结节感，并伴有触痛。

※ 乳腺增生脉象

【器官定位】胸背区，乳房位置。

【病象轮廓】乳房轮廓。

【辅助脉象】麻刺感。

乳房疼痛

(一)概述

乳房的感觉受肋间神经及第3、4颈神经支配，一旦这些神经受到侵犯就会引起疼痛，所以乳房疼痛不是某一种疾病的特定症状。早期乳腺癌很少出现疼痛，局部晚期乳腺癌或炎性乳腺癌除外。乳房疼痛多来自非肿瘤性的乳房良性疾病，可以说，乳房疼痛与乳房疾病的良恶性及疾病严重程度不成正比。不伴有乳房疼痛的乳腺肿块更应提高警惕。

（二）临床症状

引起乳房疼痛的疾病较多，常见的有急性乳腺炎、乳腺增生、浆细胞性乳腺炎、乳腺癌，呈持续性疼痛，压痛明显，脓肿形成后疼痛可出现搏动感。乳腺增生，双侧乳房疼痛居多，一侧偏重，常呈现周期性，月经来潮前乳腺胀痛，月经过后疼痛自行缓解并消失，部分患者的疼痛还可向腋下或肩背部放射。浆细胞性乳腺炎（又名乳腺导管扩张综合征），常伴有局部刺痒、烧灼样疼。乳头皲裂，哺乳时乳头剧疼。少数乳腺癌可出现轻度隐痛或钝痛，且发作常无规律；局部晚期乳腺癌肿瘤破溃坏死形成溃疡，可出现持续性烧灼样疼痛；炎性乳腺癌乳房皮肤呈现红、肿、热、痛，并伴有压痛。

※ 乳房疼痛脉象

【器官定位】胸背区，乳房位置。

【病象轮廓】乳房轮廓。

【辅助脉象】痛感。

乳腺癌

（一）概述

女性乳腺是由皮肤、纤维组织、乳腺腺体和脂肪组成，乳腺癌是发生在乳腺腺上皮组织的恶性肿瘤。99%的乳腺癌发生于女性，男性仅占1%。

乳腺并不是维持人体生命活动的重要器官，原位乳腺癌并不致命，但由于乳腺癌细胞丧失了正常细胞的特性，细胞之间连接松散，容易脱落。癌细胞一旦脱落，游离的癌细胞可以随血液或淋巴液播散全身，形成转移，危及生命。目前乳腺癌已成为威胁女性身心健康的常见肿瘤。

女性乳腺癌年龄及发病率：0～24岁年龄段处较低水平，25岁后逐渐上升，50～54岁达到高峰，55岁以后逐渐下降。乳腺癌家族史是乳腺癌发生的危险因素，所谓家族史是指一级亲属(母亲、女儿、姐妹)中有乳腺癌患者。近年来研究者发现乳腺腺体致密也成为乳腺癌的危险因素。乳腺癌的危险因素还有月经初潮早(<12岁)，绝经迟(>55岁)；未婚、未育、晚育、未哺乳；患乳腺良性疾病未及时诊治；经医院活检(活组织检查)证实患有乳腺非典型增生；胸部接受过高剂量放射线的照射；长期服用外源性雌激素；绝经后肥胖；长期过量饮酒；以及携带与乳腺癌相关的突变基因。

(二)临床症状

早期乳腺癌往往不具备典型的症状和体征，不易引起重视，常于体检或乳腺癌筛查时发现。以下为乳腺癌的典型体征：

1.乳腺肿块

80%的乳腺癌患者以乳腺肿块首诊。患者常无意中发现乳腺肿块，多为单发，质硬，边缘不规则，表面欠光滑。大多数乳腺癌为无痛性肿块，仅少数伴有不同程度的隐痛或刺痛。

2.乳头溢液

非妊娠期从乳头流出血液、浆液、乳汁、脓液，或停止哺乳半年以上仍有乳汁流出者，称为乳头溢液。引起乳头溢液的原因很多，常见的疾病有导管内乳头状瘤、乳腺增生、乳腺导管扩张症和乳腺癌。单侧单孔的血性溢液应进一步检查，若伴有乳腺肿块更应重视。

3.皮肤改变

乳腺癌引起皮肤改变可出现多种体征，最常见的是肿瘤侵犯了连接乳腺皮肤和深层胸肌筋膜的Cooper韧带，使其缩短并失去弹性，牵拉相应部位的皮肤，出现"酒窝征"，即乳腺皮肤出现一个小凹陷，像小酒窝一样。若癌细胞阻塞了淋巴管，则会出现"橘皮样改变"，即乳腺皮肤出现许多小点状凹陷，就像橘子皮一样。乳腺癌晚期，癌细胞沿淋巴管、腺管或纤维组织浸润到皮内并生长，在主癌灶周围的皮肤形成散在分布的质硬结节，即所谓"皮肤卫星结节"。

4. 乳头、乳晕异常

肿瘤位于或接近乳头深部，可引起乳头回缩。肿瘤距乳头较远，乳腺内的大导管受到侵犯而短缩时，也可引起乳头回缩或抬高。乳头湿疹样癌，即乳腺Paget's病，表现为乳头皮肤瘙痒、糜烂、破溃、结痂、脱屑，伴灼痛，以致乳头回缩。

5. 腋窝淋巴结肿

乳腺癌患者1/3以上有腋窝淋巴结转移。初期可出现同侧腋窝淋巴结肿大，肿大的淋巴结质硬、散在、可推动。随着病情发展，淋巴结逐渐融合，并与皮肤和周围组织粘连、固定。晚期可在锁骨上和对侧腋窝摸到转移的淋巴结。

※ 乳腺癌脉象
【器官定位】胸背区，乳房位置。
【病象轮廓】乳房轮廓上方，伴有凹凸不平块轮廓，并且边缘模糊。
【辅助脉象】硬感、粗糙涩感。

乳腺纤维腺瘤

(一) 概述

乳腺纤维腺瘤是由腺上皮和纤维组织两种成分混合组成的良性肿瘤，好发于青年女性，与患者体内性激素水平失衡有关。由于构成肿瘤的纤维成分和腺上皮增生程度的不同，本病还有纤维腺瘤、腺瘤之称。当肿瘤构成以腺上皮增生为主，而纤维成分较少时，称为纤维腺瘤；若纤维组织在肿瘤中占多数，腺管成分较少时，称为腺纤维瘤；肿瘤组织由大量腺管成分组成，则称为腺瘤。

(二) 临床症状

主要为乳房无痛性肿块，很少伴有乳房疼痛或乳头溢液。肿块往往是无意中、洗澡时，或体检中被发现。单发肿块居多，亦可多发，也可两侧乳房同时或先后触及肿块。多为圆形或椭圆形，直径常为1~3cm，亦有更小或更大者，偶可见巨大者。瘤体境界清楚，边缘整齐，表面光滑，富有弹性，无压痛,活动度较大,与皮肤无粘连。

※乳腺纤维腺瘤脉象

【器官定位】胸背区,乳房位置。

【病象轮廓】乳房轮廓上方,伴有椭圆形轮廓。

【辅助脉象】光滑感。

乳腺结节

(一)概述

乳腺结节常见于乳腺增生(可形成乳腺囊肿)及乳腺肿瘤性疾病,包括乳腺良性肿瘤(如乳腺纤维腺瘤、分叶状肿瘤等)以及乳腺恶性肿瘤(乳腺癌)。

(二)临床症状

1.乳腺增生导致的乳腺结节

多发性,单侧或双侧,以外上象限多见。结节大小、质地也常随月经呈周期性变化,月经前期结节增大,质地比较硬,月经来潮后结节缩小,质韧变软。检查时能触及乳腺结节大小不规律,与周围组织界限不清,多有触痛感,与皮肤和深部组织无粘连,能够移动。乳房胀痛多见于单侧或双侧乳房,表现为胀痛或触痛,大多数患者具有周期性疼痛的症状,月经前期发生或加重,月经来潮后减轻或消失。

2.乳腺肿瘤导致的乳腺结节

良性肿瘤可单发,也可多发,好发于育龄期女性,触诊一般结节质韧,边界清楚,活动度好;恶性肿瘤一般单发,好发于中老年女性,触诊一般结节质硬,边界不清,活动度差。

※乳腺结节脉象

【器官定位】胸背区,乳房位置。

【病象轮廓】乳房轮廓上方,伴有块状轮廓。

【辅助脉象】硬感。

左右乳腺严重度对比

【对比方法】对比左右乳腺病象的严重程度。

心脏早搏

(一)概述

早搏，又称期前收缩，是指异位起搏点发出的过早冲动引起的心脏搏动，为最常见的心律失常，可发生在窦性或异位性（如心房颤动）心律的基础上。可偶发或频发，可以不规则或规则地在每一个或每数个正常搏动后发生，形成二联律或联律性过早搏动。早搏按起源部位可分为窦性、房性、房室交接处性和室性四种。

(二)临床表现

早搏可无症状，亦可有心悸或心跳暂停感。频发的过早搏动可致（因心排血量减少引起）乏力、头晕等症状，原有心脏病患者可因此诱发或加重心绞痛或心力衰竭。听诊可发现心律不规则，早搏后有较长的代偿间歇。早搏的第一心音多增强，第二心音多减弱或消失。早搏呈二联或三联律时，可听到每两次或三次心搏后有长间歇。早搏插入两次正规心搏间，可表现为三次心搏连续。脉搏触诊可发现间歇脉。

※ 早搏脉象
【器官定位】胸背区，心脏位置。
【病象轮廓】心脏轮廓。
【辅助脉象】抢跳感。

冠心病

(一)概述

冠状动脉粥样硬化性心脏病是冠状动脉血管发生动脉粥样硬化病变而引起血管腔狭窄或阻塞，造成心肌缺血、缺氧或坏死而导致的心脏病，简称冠心病，也称缺血性心脏病。

（二）临床表现

典型胸痛，因体力活动、情绪激动等诱发，突感心前区疼痛，多为发作性绞痛或压榨痛，也可为憋闷感。疼痛从胸骨后或心前区开始，向上放射至左肩、左上肢前内侧，达无名指和小指。

※ 冠心病脉象

【器官定位】胸背区，心脏位置。

【病象轮廓】心脏轮廓中伴有血管轮廓。

【辅助脉象】硬感、堵塞感。

心律失常

（一）概述

心律失常是由于窦房结激动异常或激动产生于窦房结以外，激动的传导缓慢、阻滞或经异常通道传导，即心脏活动的起源和（或）传导障碍导致心脏搏动的频率和（或）节律异常。

（二）临床表现

心律失常的血流动力学改变的临床表现取决于心律失常的性质、类型、心功能及对血流动力学影响的程度。如轻度的窦性心动过缓、窦性心律不齐、偶发的房性期前收缩、一度房室传导阻滞等对血流动力学影响甚小，故无明显的临床表现。较严重的心律失常，如病窦综合征、快速心房颤动、阵发性室上性心动过速、持续性室性心动过速等，可引起心悸，胸闷，头晕，低血压，出汗，严重者可出现晕厥，甚至猝死。

※ 心律失常脉象

【器官定位】胸背区，心脏位置。

【病象轮廓】心脏轮廓。

【辅助脉象】晃动感。

心绞痛

（一）概述

心绞痛是因冠状动脉供血不足，心肌急剧的暂时缺血与缺氧所引起的以发作性胸痛或胸部不适为主要表现的临床综合征。

（二）临床表现

1. 典型心绞痛

突然发生位于胸骨体上段或中段之后的压榨性、闷胀性或窒息性疼痛，亦可能波及大部分心前区，可放射至左肩、左上肢前内侧，达无名指和小指，偶可伴有濒死感，往往迫使患者立即停止活动。

2. 不典型心绞痛

疼痛可位于胸骨下段、左心前区或上腹部，放射至颈、下颌、左肩胛部或右前胸，疼痛可很快消失或仅有左前胸不适、发闷感，常见于老年患者或者糖尿病患者。

※ 心绞痛脉象

【器官定位】胸背区，心脏位置。

【病象轮廓】心脏轮廓。

【辅助脉象】刺痛感。

房颤

（一）概述

心房颤动简称房颤，是最常见的持续性心律失常。

（二）临床表现

1. 心悸

感到心跳加快，伴有乏力或劳累感。

2. 眩晕

头晕眼花，甚至昏倒。

3. 胸部不适

心前区疼痛、压迫感或者不舒服。

4. 气短

在轻度体力活动或者休息时感觉呼吸困难。

※ 房颤脉象

【器官定位】胸背区，心脏位置。

【病象轮廓】心脏轮廓。

【辅助脉象】颤动感。

心肌炎

(一) 概述

心肌炎是指各种原因引起的心肌炎症性病变。如感染、物理和化学因素均可引起心肌炎，所造成的心肌损害轻重程度差别很大，临床表现各异。轻症患者无任何症状，而重症患者可发生心力衰竭、心源性休克，甚至猝死。大部分患者经治疗可获痊愈，有些患者在急性期之后发展为扩张型心肌病改变，可反复发生心力衰竭。

青壮年因感染性因素、自身免疫性疾病等影响，是此症的多发群体。

心肌炎的病因可分为以下几种：

1. 感染性因素

病毒如柯萨奇病毒、艾柯病毒、流感病毒、腺病毒、肝炎病毒等；细菌如白喉杆菌、链球菌等；真菌；立克次体；螺旋体；原虫等。其中病毒性心肌炎最常见。

2. 自身免疫性疾病

如系统性红斑狼疮、巨细胞性心肌炎。

3. 物理因素

如胸部放射性治疗引起的心肌损伤。

4. 化学因素

如一些抗菌素、肿瘤化疗药物等。

(二)临床症状

心肌炎可发生于各年龄段，以青壮年发病较多。对于感染性原因引起的心肌炎，常先有原发感染的表现，如病毒性心肌炎患者常有发热、咽痛、咳嗽、呕吐、腹泻、肌肉酸痛等，大多在病毒感染1～3周后出现心肌炎的症状。心肌炎的临床症状与心肌损害的特点有关，如以心律失常为主要表现者可出现心悸，严重者可有黑蒙和晕厥；以心力衰竭为主要表现者可出现心力衰竭的各种症状如呼吸困难等；严重者发生心源性休克而出现休克的相关表现；若炎症累及心包膜及胸膜时，可出现胸闷、胸痛症状；有些患者亦可有类似心绞痛的表现。常见体征：窦性心动过速与体温不相平行；也可有窦性心动过缓及各种心律失常；心界扩大者占1/3～1/2，见于重症心肌炎，因心脏扩大可致二尖瓣或三尖瓣关闭不全，心尖部或胸骨左下缘可闻及收缩期杂音；心肌损害严重或心力衰竭者，可闻及舒张期奔马律，第一心音减弱；合并心包炎者可闻及心包摩擦音，轻者可完全无症状，重者可发生猝死。

※ 心肌炎脉象

【器官定位】胸背区，心脏位置。

【病象轮廓】心脏轮廓。

【辅助脉象】液体流动感、灼热感。

心脏支架术后

(一)概述

心脏支架又称冠状动脉支架，是心脏介入手术中常用的医疗器械，具有疏通动脉血管的作用，主要材料为不锈钢、镍钛合金或钴铬合金。心脏支架最早出现在20世纪80年代，经历了金属支架、镀膜支架、可溶性支架的研制历程。

(二)临床表现

无。

※ 心脏支架脉象

【器官定位】胸背区，心脏位置。

【病象轮廓】心脏轮廓中伴有支架轮廓。

【辅助脉象】硬感、异物感。

心火旺

(一)概述

心火旺是中医证候名，指内伤七情，或外感六淫，致脏腑功能失调，水火不相既济，以心烦、失眠、口舌生疮、尿热、尿赤为主要表现的实热证候。

(二)临床表现

发热，口渴，心烦，失眠，便秘，尿黄，面红，舌尖红绛，苔黄，脉数有力。或口舌生疮，溃烂疼痛；或见小便短赤、灼热涩痛；或见吐血、衄血；或见狂躁谵语、神志不清。

※ 心火旺脉象

【器官定位】胸背区，心脏位置。

【病象轮廓】心脏轮廓。

【辅助脉象】胀感、灼热感。

高血压

(一)概述

高血压是指以体循环动脉血压（收缩压和/或舒张压）增高为主要特征（收缩压≥140mmHg，舒张压≥90mmHg），可伴有心、脑、肾等器官功能或器质性损害的临床综合征。

(二)临床表现

高血压的症状因人而异。早期可能无症状或症状不明显，常见头晕、头痛、颈项板紧、疲劳、心悸等，仅仅会在劳累、精神紧张、情绪波动后发生血压升高，并在休息后恢复正常。随着病程延长，血压明显持续升高，逐渐出现各种症状，此时被称为缓进型高血压。缓进型高血压常见的临床症状有头痛、头晕、注意力不集中、记忆力减退、肢体麻木、夜尿增多、心悸、胸闷、乏力等。高血压的症状与血压水平有一定关联，多数症状在紧张或劳累后可加重，清晨活动后血压可迅速升高，出现清晨高血压。当血压突然升高到一定程度时甚至会出现剧烈头痛、呕吐、心悸、眩晕等症状，严重时会发生神志不清、抽搐，属于急进型高血压，多会在短期内发生严重的心、脑、肾等器官的损害和病变，如中风、心梗、肾衰等。症状与血压升高的水平并无一致的关系。继发性高血压的临床表现主要是有关原发病的症状和体征，高血压仅是其症状之一。继发性高血压患者的血压升高有其自身特点，如主动脉缩窄所致的高血压仅限于上肢，嗜铬细胞瘤引起的血压增高呈阵发性。

※ 高血压脉象

【器官定位】

- 胸背区，心脏位置。
- 头颈区，头部位置。

【病象轮廓】

- 心脏轮廓。
- 头部轮廓。

【辅助脉象】

- 心脏:有力感、胀感。
- 头部:胀晕感、热感。

低血压

(一)概述

低血压是指体循环动脉压力低于正常的状态。由于高血压在临床上常常引起心、脑、肾等重要脏器的损害而备受重视，世界卫生组织也对高血压的诊断标准有明确规定，但低血压的诊断尚无统一标准。一般认为成年人上肢动脉血压低于90/60mmHg即为低血压。根据病因可分为生理性低血压和病理性低血压，根据起病形式可分为急性低血压和慢性低血压。

(二)临床表现

1.急性低血压

急性低血压是指患者血压由正常或较高的水平突然而明显下降，临床上常因脑、心、肾等重要脏器缺血出现头晕、眼黑、肢软、冷汗、心悸、少尿等症状，严重者出现晕厥或休克。

2.慢性低血压

慢性低血压是指血压持续低于正常范围的状态。

（1）体质性低血压：一般认为与遗传和体质瘦弱有关，多见于20～50岁的妇女和老年人，轻者可无任何症状，重者出现精神疲惫、头晕、头痛，甚至昏厥。夏季气温较高时更明显。

（2）直立性低血压：部分患者的低血压发生与体位变化（尤其直立位）有关，称为直立性低血压。直立性低血压定义为：在改变体位为直立位的3分钟内，收缩压下降＞20mmHg或舒张压下降＞10mmHg，同时伴有低灌注的症状，包括头昏、头晕、视力模糊、乏力、恶心、认识功能障碍、心悸、颈背部疼痛。老年单纯收缩期高血压伴有糖尿病、低血容量，应用利尿剂、扩血管药或精神类药物者，容易发生直立性低血压。

（3）继发性低血压：某些疾病或药物可以引起低血压，如脊髓空洞症、高度主动脉瓣狭窄、二尖瓣狭窄、慢性缩窄性心包炎、特发性或肥厚性心肌病、血液透析和慢性营养不良症等，以及服用降压药、抗抑郁药，可引发低血压，出现头昏、头晕等低灌注的症状。

※ 低血压脉象

【器官定位】

● 胸背区，心脏位置。

● 头颈区，头部位置。

【病象轮廓】
- ● 心脏轮廓。
- ● 头部轮廓。

【辅助脉象】
- ● 心脏:无力感、收缩感。
- ● 头部:胀晕感、凉感。

胆囊炎

(一)概述

胆囊炎是急性胆囊炎和慢性胆囊炎的统称,是指由胆囊结石或其他原因引起的胆囊内发生急、慢性炎症反应的过程。这是较常见的消化系统疾病,一旦急性起病,上腹痛症状剧烈,病期发展迅速,需要急诊就医;慢性胆囊炎常与胆囊结石长期并存,虽症状不严重,却常影响生活质量。

(二)临床症状

急性胆囊炎

临床表现和急性非结石性胆囊炎基本相同。

1. 症状

(1)疼痛:右上腹剧痛或绞痛,多为结石或寄生虫嵌顿梗阻胆囊颈部所致的急性胆囊炎;疼痛常突然发作,十分剧烈,或呈绞痛样,多发生在进食高脂食物后,多发生在夜间;右上腹一般性疼痛,见于胆囊管非梗阻性急性胆囊炎时,右上腹疼痛一般不剧烈,多为持续性胀痛,随着胆囊炎症的进展,疼痛亦可加重,疼痛呈现放射性,最常见的放射部位是右肩部和右肩胛骨下角等处,系胆囊炎症刺激右膈神经末梢和腹壁周围神经所致。

(2)恶心、呕吐:是最常见的症状,如恶心、呕吐顽固或频繁,可造成脱水、虚脱和电解质紊乱,多见于结石或蛔虫梗阻胆囊管时。

(3)畏寒、寒战、发热:轻症常有畏寒和低热;重症则可有寒战和高热,体温可达39℃以上,并可出现谵语、谵妄等精神症状。

(4)黄疸:较少见,如有黄疸,表示感染经淋巴管蔓延到了肝脏,造成了肝损害，或炎症已侵犯胆总管。

2. 主要体征

腹部检查可见右上腹部及上腹中部腹肌紧张、压痛、反跳痛，Murphy 征阳性。伴胆囊积脓或胆囊周围脓肿者，于右上腹可扪及有压痛的包块或明显肿大的胆囊。当腹部压痛及腹肌紧张扩展到腹部其他区域或全腹时，则提示胆囊穿孔或有急性腹膜炎。有15%～20%的患者因胆囊管周围性水肿、胆石压迫及胆囊周围炎造成肝脏损害，或炎症累及胆总管，造成Oddi 括约肌痉挛和水肿，导致胆汁排出障碍，可出现轻度黄疸。如黄疸明显加深，则表示胆总管伴结石梗阻或并发胆总管炎的可能。严重者可出现周围循环衰竭征象。血压常偏低，甚至可发生感染性休克，此种情况尤易见于化脓坏疽型重症病例时。

慢性胆囊炎

1. 症状

持续性右上腹钝痛或不适感；有恶心、嗳气、反酸、腹胀和胃部灼热等消化不良症状；右下肩胛区疼痛；进食高脂或油腻食物后症状加重；病程长，有急性发作和缓解相交替的特点，急性发作时与急性胆囊炎症状同，缓解期有时可无任何症状。

2. 主要体征

胆囊区可有轻度压痛和叩击痛，但无反跳痛；胆汁淤积患者可扪及胀大的胆囊；急性发作时右上腹可有肌紧张，体温正常或有低热，偶可出现黄疸。胆囊压痛点在右腹直肌外缘与肋弓的交点，胸椎压痛点在第8～10胸椎旁，右膈神经压痛点在颈部右侧胸锁乳突肌两下角之间。

※ 胆囊炎脉象

【器官定位】胸背区，胆囊位置。

【病象轮廓】弯形胆囊轮廓。

【辅助脉象】灼热感。

胆结石

(一)概述

胆结石又称胆石症，是指胆道系统包括胆囊或胆管内发生结石的疾病。结石在胆囊内形成后，可刺激胆囊黏膜，不仅可引起胆囊的慢性炎症，而且当结石嵌顿在胆囊颈部或胆囊管后，还会引起继发感染，导致胆囊的急性炎症。

(二)临床症状

1.患者年龄较胆囊结石患者为轻，部分患者与肝内胆管先天的异常有关。患者常自幼年即有腹痛、发冷、发热、黄疸反复发作的病史。

2.肝功能有损害，而胆囊功能可能正常。反复发作期可出现多种肝功能异常，间歇期碱性磷酸酶上升；久病不愈可致肝叶分段发生萎缩和肝纤维化。

3.腹痛、黄疸、发热是主症，但很少发生典型的剧烈绞痛。

4.并发症多且较严重，较常见的有化脓性肝内胆管炎、肝脓肿、胆道出血等。

5.胆造影可显肝内胆管扩张而无肝外胆管扩张，肝管内有小透亮。

※ 胆结石脉象

【器官定位】胸背区，胆囊位置。

【病象轮廓】弯形胆囊轮廓内，伴有沙粒状轮廓。

【辅助脉象】涩感、刺手感。

胆囊息肉

(一)概述

胆囊息肉是指胆囊壁向腔内呈息肉样突起的一类病变的总称，包括肿瘤性息肉和非肿瘤性息肉，因在临床和影像学检查上很难明确其性质，故又称"胆囊黏膜隆起性病变"。胆囊息肉在病理上有良性息肉和恶性息肉之分，以良性息肉更为多见。良性胆囊息肉又包括胆固醇性息肉、炎症性息肉、腺瘤性息肉、腺肌增生和组织异位性息肉等。

(二)临床症状

大部分患者无不适表现，往往是在健康检查或人群普查时，经腹部B超检查才偶然发现。有症状者最常见的症状为上腹部闷胀不适，一般不重，多可耐受。若病变位于胆囊颈部，可影响胆囊的排空，常于餐后发生右上腹疼痛或绞痛，尤其在高脂餐后。合并有胆囊结石或慢性胆囊炎者，腹痛较明显。罕见的症状有阻塞性黄疸、胆道出血、急性胆囊炎、胰腺炎等，与胆囊颈部的息肉阻塞胆囊管或息肉脱落嵌顿于壶腹部有关。

※ 胆囊息肉脉象

【器官定位】胸背区，胆囊位置。

【病象轮廓】弯形胆囊轮廓内部，伴有不规则肉状轮廓。

【辅助脉象】肉状柔软感。

胆囊壁毛糙

(一)概述

胆囊壁毛糙是胆囊炎的影像表现。胆囊呈梨形，紧贴在肝脏下面的胆囊窝内，容积约30～50毫升，有胆囊管与胆总管相通。胆囊具有收缩和贮存胆汁的功能。平时肝脏分泌的胆汁先流入胆囊，通过黏膜吸收水分，使胆汁浓缩，并贮存起来。未浓缩的胆汁呈金黄色，浓缩后的胆汁呈空绿色。

(二)临床表现

若胆囊胆管黏膜发炎，导致胆管阻塞，胆汁排出不畅，脂肪、脂溶性维生素的吸收就会受影响。同时，胆汁中胆固醇与胆酸盐的比例发生改变，胆固醇浓度升高，因而容易发生胆囊胆管结石。进食脂肪后，胆囊收缩，右上腹出现疼痛，甚至剧痛、恶心等。

※ 胆囊壁毛糙脉象

【器官定位】胸背区，胆囊位置。

【病象轮廓】弯形胆囊内部轮廓。

【辅助脉象】粗糙感。

胆部疼痛

(一) 概述

胆部疼痛一般发生在上腹部，或上腹部稍微偏右一点的位置，但也有少部分人是在上腹部或中腹部，或腹部偏左的位置。

(二) 临床表现

胆囊疼痛主要是由于急慢性胆囊炎或结石嵌顿于胆囊管、胆总管所致。胆绞痛急性发作时，表现为上腹部或右上腹持续性疼痛，进行性加重，可放射至右肩部或者肩胛区，同时伴有发热、恶心、呕吐、轻度黄疸等全身症状，疼痛持续时间因人而异，每次可持续半小时至数小时。

※ 胆部疼痛脉象

【器官定位】胸背区，胆囊位置。

【病象轮廓】弯形胆囊轮廓。

【辅助脉象】痛感。

脂肪肝

(一) 概述

脂肪肝是指由于各种原因引起的肝细胞内脂肪堆积过多的病变，是一种常见的肝脏病理改变，而非一种独立的疾病。

肝脏是机体脂质代谢的中心器官，肝内脂肪主要来源于食物和外周脂肪组织。导致脂质在肝细胞内沉积的代谢异常机制并没有完全明确，目前认为脂肪肝的形成与以下因素有关：

1. 肥胖

肝内脂肪堆积的程度与体重成正比。30%～50%的肥胖症合并脂肪肝，重度肥胖者脂肪肝病变率高达61%～94%。肥胖者体重得到控制后，其脂肪

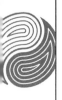

浸润亦减少或消失。

2. 酒精

长期嗜酒者行肝穿刺活检可发现，75%～95%的人有脂肪浸润。还有人观察，每天饮酒超过80g～160g，则酒精性脂肪肝的发生率增长5～25倍。

3. 快速减肥

禁食、过分节食或其他快速减轻体重的措施可引起脂肪分解短期内大量增加，消耗肝内谷胱甘肽（GSH），使肝内丙二醛和脂质过氧化物大量增加，损伤肝细胞，导致脂肪肝。

4. 营养不良

营养不良导致蛋白质缺乏是引起脂肪肝的重要原因，多见于摄食不足或消化障碍，不能合成载脂蛋白，以致甘油三酯积存肝内，形成脂肪肝。

5. 糖尿病

糖尿病患者中约50%可发生脂肪肝，以成年患者为多。因为成年后患糖尿病者有50%～80%是肥胖者，其血浆胰岛素水平与血浆脂肪酸增高。脂肪肝既与肥胖程度有关，又与进食脂肪或糖过多有关。

6. 药物

某些药物或化学毒素通过抑制蛋白质的合成而致脂肪肝，如四环素、肾上腺皮质激素、嘌呤霉素、环己胺、吐根碱以及砷、铅、银、汞等。降脂药也可通过干扰脂蛋白的代谢而形成脂肪肝。

7. 妊娠

多于第一胎妊娠34～40周时发病，病情严重，预后不佳，母婴死亡率分别达80%与70%。

8. 其他

结核、细菌性肺炎及败血症等感染时也可发生脂肪肝。病毒性肝炎患者若过分限制活动，加上摄入高糖、高热量饮食，肝细胞脂肪易堆积；接受皮质激素治疗后，脂肪肝更容易发生。此外，还有所谓胃肠外高营养性脂肪肝、中毒性脂肪肝、遗传性疾病引起的脂肪肝等。

(二)临床症状

脂肪肝一般分为酒精性脂肪肝和非酒精性脂肪肝两大类。根据脂肪变性在肝脏累及的范围，又可分为轻、中、重三型，通常脂肪含量超过肝脏重量的5%～10%为轻度脂肪肝，超过10%～25%为中度脂肪肝，超过25%为重度脂肪肝。

脂肪肝的临床表现多样，轻度脂肪肝多无临床症状，患者多于体检时偶然发现。疲乏感是脂肪肝患者最常见的自觉症状，但与组织学损伤的严重程度无相关性。中、重度脂肪肝有类似慢性肝炎的表现，可有食欲不振、疲倦乏力、恶心、呕吐、肝区或右上腹隐痛等。

当肝内脂肪沉积过多时，可使肝被膜膨胀，肝韧带牵拉，引起右上腹剧烈疼痛或压痛、发热、白细胞计数增多，易误诊为急腹症而行剖腹手术治疗。此外，脂肪肝患者也常有舌炎、口角炎、皮肤淤斑、四肢麻木、四肢感觉异常等末梢神经炎的改变。少数患者也可有消化道出血、牙龈出血、鼻衄等。重度脂肪肝患者可出现腹腔积液，下肢水肿，电解质紊乱，如低钠、低钾血症等。脂肪肝表现多样，诊断困难时，可做肝活检确诊。

※ 脂肪肝脉象

【器官定位】胸背区，肝脏位置。

【病象轮廓】肝脏轮廓。

【辅助脉象】滑动感、油腻感。

肝火旺

(一)概述

肝火旺是指肝的阳气亢盛表现出来的热象。这里的肝并非指西医解剖学上的肝脏，指的是中医五脏里面的"肝"，它在中医里具有特定的功能，不能与西医的肝脏混为一谈。肝为刚脏，具有刚强躁急的生理特性，故临床上肝病多表现出阳亢、火旺、热极等引起的症状。中医认为，肝开窍于目，主藏血，主疏泄，在体合筋，其华在爪，肝在志为怒，在液为泪，与胆相为表里，故肝火旺的人常有头晕、消瘦、烦躁、易怒、口苦、目赤、眼干、眼痒等症状。肝火旺多因情志不遂、气郁化火或肝经蕴热所致。

(二)临床症状

肝火是肝阳的表现形式,如果肝火旺会导致身体上部有热,也就是所谓的肝火上炎,常表现为头晕胀痛、面红目赤、急躁易怒,或胁肋灼痛,或耳鸣耳聋,或肿痛流脓。火热内扰,神魂不安,可致失眠多梦。肝开窍于目,因此易出现眼红、眼干、眼胀、眼涩、视物模糊、分泌物增多等眼部症状。肝不藏血,迫血妄行,则可见吐血、衄血。由于火旺可灼伤津液,故出现口干、舌燥、口苦、口臭、小便黄、大便秘结。

女子以肝为先天,故女性肝火旺的特殊症状有月经提前或延期,闭经,月经过少,血崩,经前失眠;孕期则多见吐苦水、食欲不振、严重挑食等症状。

※ 肝火旺脉象

【器官定位】胸背区,肝脏位置。

【病象轮廓】肝脏轮廓。

【辅助脉象】灼热感。

肝囊肿

(一)概述

肝囊肿是较常见的肝脏良性疾病,全球肝囊肿患病率为4.5%~7.0%,仅5%的患者需要治疗。本病常多发,可分为寄生虫性和非寄生虫性肝囊肿。非寄生虫性肝囊肿是常见的良性肿瘤,又可分为先天性、炎症性、创伤性和肿瘤性肝囊肿,临床上先天性肝囊肿比较多见。

(二)临床症状

1.囊肿较小者一般无症状。

2.囊肿增大后可出现肝大、右上腹不适、腹胀、钝痛及腹部包块。

3.合并感染者可出现发热、疼痛。

4.如囊肿出血或扭转可出现急性腹部剧痛。

※肝囊肿脉象

【器官定位】胸背区，肝脏位置。

【病象轮廓】肝脏轮廓，伴有圆形球状轮廓。

【辅助脉象】柔软、气胀感。

肝血管瘤

(一)概述

肝血管瘤是一种较为常见的肝脏良性肿瘤，临床上以海绵状血管瘤最多见，患者多无明显不适症状，常在B超检查或在腹部手术中发现。

(二)临床症状

肝血管瘤多无明显不适症状，当血管瘤增至5cm以上时，可出现下列症状：

1.腹部包块

腹部包块有囊性感，无压痛，表面光滑或不光滑，在包块部位听诊时，偶可听到传导性血管杂音。

2.胃肠道症状

右上腹隐痛和/或不适、食欲不振、恶心、呕吐、嗳气、食后胀饱等消化不良症状。

3.压迫症状

巨大的血管瘤可对周围组织和器官产生推挤和压迫。压迫食管下端，可出现吞咽困难；压迫肝外胆道，可出现阻塞性黄疸和胆囊积液；压迫门静脉系统，可出现脾大和腹水；压迫肺，可出现呼吸困难和肺不张；压迫胃和十二指肠，可出现消化道症状。

4.肝血管瘤破裂出血

肝血管瘤破裂出血可出现上腹部剧痛，以及出血和休克症状。多为生长于肋弓以下较大的肝血管瘤因外力导致破裂出血。

5. Kasabach-Merritt综合征

指血小板减少、大量凝血因子消耗引起的凝血异常。其发病机制为巨大血管瘤内血液滞留,大量消耗红细胞,血小板,凝血因子Ⅱ、Ⅴ、Ⅵ和纤维蛋白原,引起凝血机制异常,可进一步发展成弥散性血管内凝血(DIC)。

6. 其他

游离在肝外生长的带蒂血管瘤扭转时,可发生坏死,出现腹部剧痛、发热和虚脱。个别患者因血管瘤巨大伴有动静脉瘘形成,回心血量增多,导致心力衰竭。

※肝血管瘤脉象

【器官定位】胸背区,肝脏位置。

【病象轮廓】肝脏轮廓上方,伴有血管盘踞状轮廓。

【辅助脉象】胀感。

肝硬化

(一) 概述

肝硬化为临床常见的慢性进行性肝病,是由一种或多种病因长期或反复作用形成的弥漫性肝损害。在我国大多数为肝炎后肝硬化,少部分为酒精性肝硬化和血吸虫性肝硬化。病理组织学可见广泛的肝细胞坏死、残存肝细胞结节性再生、结缔组织增生与纤维隔形成,导致肝小叶结构破坏和假小叶形成,肝脏逐渐变形、变硬而发展为肝硬化。早期由于肝脏代偿功能较强可无明显症状;后期则以肝功能损害和门脉高压为主要表现,并有多系统受累;晚期常出现上消化道出血、肝性脑病、继发感染、脾功能亢进、腹水、癌变等并发症。

引起肝硬化的病因很多,包括病毒性肝炎肝硬化、酒精性肝硬化、代谢性肝硬化、胆汁淤积性肝硬化、肝静脉回流受阻性肝硬化、自身免疫性肝硬化、毒物和药物性肝硬化、营养不良性肝硬化、隐源性肝硬化等。

1. 病毒性肝炎

目前在中国,病毒性肝炎尤其是慢性乙型肝炎、丙型肝炎,是引起门静脉性肝硬化的主要因素。

2. 酒精

长期大量酗酒，是引起肝硬化的因素之一。

3. 营养障碍

多数学者承认营养不良可降低肝细胞对有毒和传染因素的抵抗力，成为肝硬化的间接病因。

4. 化学毒物或药物

长期或反复接触含砷杀虫剂、四氯化碳、黄磷、氯仿等，或长期使用某些药物如双醋酚汀、异烟肼、辛可芬、四环素、氨甲蝶呤、甲基多巴，可产生中毒性或药物性肝炎，进而导致肝硬化。黄曲霉素也可使肝细胞发生中毒损害，引起肝硬化。

5. 循环障碍

慢性充血性心力衰竭、慢性缩窄性心包炎可使肝内长期淤血缺氧，引起肝细胞坏死和纤维化，称心源性肝硬化，也称淤血性肝硬化。

6. 代谢障碍

如血色病和肝豆状核变性（亦称Wilson病）等。

7. 胆汁淤积

肝外胆管阻塞或肝内胆汁淤积时，高浓度的胆红素对肝细胞有损害作用，久之可发生肝硬化。肝内胆汁淤积所致者称原发胆汁性肝硬化，由肝外胆管阻塞所致者称继发性胆汁性肝硬化。

8. 血吸虫病

患血吸虫病时由于虫卵沉积在汇管区，刺激结缔组织增生成为血吸虫病性肝纤维化，可引起显著的门静脉高压，亦称为血吸虫病性肝硬化。

9. 原因不明

部分肝硬化原因不明，称为隐源性肝硬化。

(二)临床症状

1. 代偿期（一般属Child-PughA级）

可有肝炎临床表现，亦可隐匿起病。可有轻度乏力、腹胀、肝脾轻度大、轻度黄疸、肝掌、蜘蛛痣。

2. 失代偿期（一般属Child-PughB、C级）

有肝功损害及门脉高压症候群。

全身症状：乏力、消瘦、面色晦暗、尿少、下肢水肿。

消化道症状：食欲减退、腹胀、胃肠功能紊乱，甚至吸收不良综合征，肝源性糖尿病，可出现多尿、多食等症状。

出血倾向及贫血：齿龈出血、鼻衄、紫癜、贫血。

内分泌障碍：蜘蛛痣、肝掌、皮肤色素沉着、女性月经失调、男性乳房发育、腮腺肿大。

低蛋白血症：双下肢水肿、尿少、腹腔积液、肝源性胸腔积液。

门脉高压：脾大、脾功能亢进、门脉侧支循环建立、食管-胃底静脉曲张、腹壁静脉曲张。

※ 肝硬化脉象

【器官定位】胸背区，肝脏位置。

【病象轮廓】肝脏轮廓。

【辅助脉象】硬感。

肝癌

(一) 概述

肝癌即肝脏恶性肿瘤，可分为原发性和继发性两大类。原发性肝脏恶性肿瘤起源于肝脏的上皮或间叶组织，前者称为原发性肝癌，为我国高发、危害极大的恶性肿瘤；后者称为肉瘤，与原发性肝癌相比较为少见。继发性肝癌或称转移性肝癌，系指全身多个器官起源的恶性肿瘤侵犯至肝脏，一般多见于胃、胆道、胰腺、结肠、直肠、卵巢、子宫、肺、乳腺等器官恶性肿瘤的肝转移。原发性肝癌的病因及确切分子机制尚不完全清楚，目前认为其发病是多因素、多步骤的复杂过程，受环境和饮食双重因素影响。流行病学及实验研究资料表明，乙型肝炎病毒（HBV）和丙型肝炎病毒（HCV）

感染、黄曲霉素、饮水污染、酒精、肝硬化、性激素、亚硝胺类物质、微量元素等都与肝癌发病相关。继发性肝癌（转移性肝癌）可通过不同途径，如随血液、淋巴液转移或直接浸润肝脏而形成疾病。

(二)临床症状

1. 原发性肝癌

(1)症状：早期肝癌常无特异性症状。中晚期肝癌的症状则较多，常见的临床表现有肝区疼痛、腹胀、纳差、乏力、消瘦，进行性肝大或上腹部包块等；部分患者有低热、黄疸、腹泻、上消化道出血；肝癌破裂后出现急腹症表现等。也有症状不明显或仅表现为转移灶的症状。

(2)体征：早期肝癌常无明显阳性体征或仅类似肝硬化体征。中晚期肝癌通常出现肝大、黄疸、腹水等体征。此外，合并肝硬化者常有肝掌、蜘蛛痣、男性乳腺增大、下肢水肿等。发生肝外转移时可出现各转移部位相应的体征。

(3)并发症：常见的有上消化道出血、肝癌破裂出血、肝肾衰竭等。

2. 继发性肝癌

原发肿瘤的临床表现主要见于无肝病病史的患者，肝脏转移尚属早期，未出现相应症状，而原发肿瘤症状明显多属中晚期。此类患者的继发性肝癌多在原发治疗的检查、随访中发现。

继发性肝癌：患者多主诉上腹或肝区闷胀不适或隐痛，随着病情发展，患者出现乏力、食欲差、消瘦或发热等，体检时在中上腹部可扪及肿大的肝脏或质地坚硬有触痛的硬结节，晚期患者可出现贫血、黄疸和腹水等。此类患者的临床表现类似于原发性肝癌，但一般发展相对缓慢，程度也相对较轻，多在做肝脏各种检查时疑及转移可能，进一步检查或在手术探查时发现原发肿瘤。部分患者经多种检查无法找到原发癌灶。

既有原发肿瘤，也有继发性肝癌：主要见于原发肿瘤及肝脏转移癌均已非早期，患者除肝脏的类似于原发性肝癌的症状、体征外，同时有原发肿瘤引起的临床表现，如结肠癌、直肠癌肝转移时可同时伴有排便习惯、粪便性状的改变以及便血等。

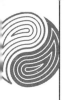

※ 肝癌脉象

【器官定位】胸背区，肝脏位置。

【病象轮廓】肝脏轮廓中伴凹凸不平块状轮廓，并且边缘不清。

【辅助脉象】硬感，粗糙涩感。

胰腺炎

(一)概述

胰腺炎是胰腺因胰蛋白酶的自身消化作用而引起的疾病，表现为胰腺水肿、充血，或出血、坏死。

(二)临床症状

1. 急性胰腺炎

发作前多有暴饮暴食或胆道疾病史。急性胰腺炎可分为普通型和出血坏死型。出血坏死型较少见，但病情严重，死亡率高。

（1）休克：患者常出现休克症状，如苍白、冷汗、脉细、血压下降等。引起休克的原因可有多种，如胰液外溢，刺激腹膜引起剧烈疼痛；胰腺组织及腹腔内出血；组织坏死，蛋白质分解引起的机体中毒等。

（2）腹痛：腹痛常位于中上腹部，有时向腰背部呈束带状放射，弯腰或前倾坐位可减轻；常于大量饮酒或饱餐后突然发作，程度不一，轻者为钝痛，重者多呈持续性绞痛。

（3）恶心、呕吐：多数患者起病即呕吐，甚至呕吐胆汁，吐后腹痛并不缓解。

（4）发热：多数急性胰腺炎患者出现中度发热，一般持续3～5天。

水电解质及酸碱失衡　患者有不同程度的脱水，频繁呕吐者可发生代谢性碱中毒，重症胰腺炎常伴有代谢性酸中毒、低钙血症、血糖升高、低血钾、低血镁。

2. 慢性胰腺炎

（1）腹痛：多位于上腹部，呈弥散性，可放射至背部、两肋，坐起或前倾有所缓解。

（2）胰腺功能不全：可出现不同程度的消化不良症状，如腹胀、纳差、厌油、消瘦、脂肪泻等；半数患者因为内分泌功能障碍发生糖尿病。

（3）体征：轻度慢性胰腺炎很少有阳性体征，部分患者有上腹轻度压痛；晚期慢性胰腺炎因脂肪泻可有营养不良的表现；若急性发作，则可出现中度至重度的上腹压痛。

※ 胰腺炎脉象
【器官定位】胸背区，胰腺位置。
【病象轮廓】胰腺轮廓。
【辅助脉象】灼烧感、疼痛感。

脾湿

(一) 概述

脾湿可分为寒湿困脾证和湿热蕴脾证。其中寒湿困脾证是指寒湿内盛，困阻脾阳，脾失温运，以纳呆、腹胀、便溏、身重为主要表现的寒湿证候。而湿热蕴脾证是指湿热内蕴，脾失健运，以腹胀、纳呆、发热、身重、便溏不爽为主要表现的湿热证候。

(二) 临床症状

寒湿困脾证临床表现为脘腹胀满，口腻，纳呆，欲呕，口淡不渴，腹痛便溏，头身困重，或小便短少，肢体肿胀，或身目发黄，面色晦暗，或妇女白带量多，舌体淡胖，舌苔白滑或白腻。

湿热困脾证临床表现为脘腹胀闷，恶心欲呕，口中黏腻，口渴不多饮，便溏不爽，小便短黄，肢体困重，或身热不扬，汗出热不解，面目发黄色鲜明，或皮肤发痒，舌红，苔黄腻。

※ 脾湿脉象
【器官定位】腰腹区，脾脏位置
【病象轮廓】脾脏轮廓。
【辅助脉象】凉感。

脾寒

(一) 概述

脾寒一般指脾胃虚寒。脾胃虚寒证是由于素体脾气虚，或脾虚日久，波及脾阳，使脾阳也虚；或贪食生冷，损伤脾阳，导致脾阳虚不能温暖肠胃，寒气自内而生的病证。

(二) 临床症状

多表现为脘腹隐痛，遇冷疼痛加重，喜热饮食，喜按，吐清水，大便清稀。或口淡不渴，畏寒，舌淡苔白。

※ 脾寒脉象

【器官定位】腰腹区，脾脏位置。

【病象轮廓】脾脏轮廓。

【辅助脉象】重度凉感。

脾虚

(一) 概述

脾虚泛指因脾气虚损引起的一系列脾脏生理功能失常的病理现象及病证，包括脾气虚、脾阳虚、中气下陷、脾不统血等证型，多因饮食失调，劳逸失度，或久病体虚所引起。脾有运化食物中的营养物质、输布水液、统摄血液等作用，脾虚则运化失常，可出现营养障碍，水液失于布散而生湿酿痰，或失血等。

(二) 临床症状

主要有呕吐、泄泻、水肿、出血、经闭、带下、四肢逆冷、小儿多涎等临床表现。

1. 脾气虚：腹胀纳少，食后胀甚，肢体倦怠，神疲乏力，少气懒言，形体消瘦，或肥胖浮肿，舌苔淡白。

2. 脾阳虚：大便溏稀，纳少腹胀，腹痛绵绵，喜温喜按，形寒气怯，四肢不温，面目无华或浮肿，小便短少，或白带多而清晰色白，舌苔白滑。

3. 中气下陷：在脾气虚见症基础上，有气陷临床表现，如久泻、脱肛、子宫脱垂等。

4. 脾不统血：在脾气虚见症基础上，有慢性出血临床表现，如月经过多、崩漏、便血、衄血、皮下出血等。

※ 脾虚脉象

【器官定位】腰腹区，脾脏位置。

【病象轮廓】脾脏轮廓。

【辅助脉象】无力感。

胃痉挛

(一) 概述

胃痉挛即胃部肌肉抽搐，是胃呈现的一种强烈收缩状态，多由神经功能性异常导致，亦可因胃器质性疾病引起。主要表现为上腹痛、呕吐等。胃痉挛本身是一种症状，出现胃痉挛时，主要采用对症治疗，解痉止痛止呕。如果经常出现胃痉挛，应注意寻找病因，从根源上医治。暴饮暴食、嗜食生冷辛辣均可引起胃痉挛。胃痉挛的发病与遗传因素有密切关系。胃肠道疾病，如溃疡、胃炎、胆汁反流、长期心理压力或持续高度精神紧张，易患胃痉挛。有些慢性疾病易伴发胃痉挛，如胃泌素瘤、嗜碱性细胞性白血病、慢性阻塞性肺气肿、肝硬化、类风湿性关节炎、慢性肾衰竭等。胃神经官能症，由于高级神经活动障碍而导致自主神经系统机能失调，可致胃痉挛。有时急性过敏反应也会引起胃痉挛。

(二) 临床症状

主要表现为上腹痛、呕吐等。胃病患者，如胃部溃疡、胃部受寒、胃炎等，都极容易造成胃痉挛。

1. 患者常屈上肢或以拳重按，以缓解疼痛。疼痛往往向左胸部、左肩胛部、背部放射，同时腹直肌亦发生挛急，或伴有恶心、呕吐，甚则颜面苍

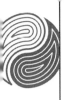

白、手足厥冷、冷汗直流，乃至不省人事。经数分钟或数小时因嗳气或呕吐而缓解，痛止后，健康如常。一日发作数次，或数日数月1次。

2. 突发性剧烈腹痛，疼痛如刀钻、如针刺、如灼、如绞。

3. 神经激素作用可造成胃痉挛。胃平滑肌痉挛就像腿肚子抽筋一样，发作时腹痛难忍，严重者可出现恶心、呕吐。

※ 胃痉挛脉象

【器官定位】腰腹区，胃部位置。

【病象轮廓】胃部轮廓。

【辅助脉象】紧张收缩感、酸痛感。

胃炎

(一)概述

胃炎是各种原因引起的胃黏膜炎症，为最常见的消化系统疾病之一。按临床发病的缓急，一般可分为急性胃炎和慢性胃炎两大类型；按病因不同可分为幽门螺杆菌相关性胃炎、应激性胃炎、自身免疫性胃炎等。

(二)临床症状

1. 急性胃炎

起病较急，临床症状轻重不一。最常见的急性单纯性胃炎，主要表现为上腹痛、腹胀、嗳气、食欲减退、恶心、呕吐等。沙门菌或金黄色葡萄球菌毒素所致者，多伴有腹泻、发热，甚至脱水、休克。急性糜烂出血性胃炎可有呕血和黑便。急性化脓性胃炎则以全身败血症和急性腹膜炎为主要临床表现。急性腐蚀性胃炎症状最为明显，表现为吞服腐蚀剂后口腔、咽喉、胸骨后、上腹部的剧痛，伴恶心呕吐，甚至呕血，唇、口腔、咽喉黏膜可产生颜色不同的灼痂，灼痂有助于各种腐蚀剂的鉴别。

2. 慢性胃炎

不同类型胃炎临床表现会有所不同，但症状缺乏特异性，且轻重程度与病变严重程度常不一致。部分患者可无症状。

（1）上腹痛或不适：大多数胃炎患者有上腹痛或不适感。上腹部疼痛多数无规律，与饮食无关。疼痛一般为弥漫性上腹部灼痛、隐痛、胀痛等。

（2）上腹胀和早饱：部分患者会感到腹胀，尤其是餐后有明显的饱胀感，常常因胃内食物潴留，排空延迟，消化不良所致。早饱是指有明显饥饿感但进食后不久就有饱感，进食量明显减少。

（3）嗳气、反酸、恶心：有嗳气，表明胃内气体增多，经食管排出后上腹饱胀暂时缓解。反酸是由于胃酸分泌增多所致。

（4）其他：严重萎缩性胃炎患者可出现消瘦、舌炎、腹泻；自身免疫性胃炎患者伴有贫血。

※ 胃炎脉象

【器官定位】腰腹区，胃部位置。

【病象轮廓】胃部轮廓。

【辅助脉象】灼热感、酸痛感。

胃溃疡

(一) 概述

胃溃疡是由于胃酸和胃蛋白酶对胃黏膜自身消化所致，但胃酸和胃蛋白酶只是溃疡形成的主要原因之一。

(二) 临床症状

主要症状为上腹部疼痛。疼痛也可出现在胸骨、剑突后，常呈隐痛、钝痛、胀痛、烧灼样痛。胃溃疡的疼痛多在餐后1小时内出现，经1～2小时后逐渐缓解，直至下餐进食后再复现上述节律。部分患者可无症状，或以出血、穿孔等并发症为首发症状。

※ 胃溃疡脉象

【器官定位】腰腹区，胃部位置。

【病象轮廓】胃部轮廓中，伴有凹陷轮廓。

【辅助脉象】糜烂柔软感、灼热感，或伴有痛感。

胃息肉

(一) 概述

胃息肉指胃黏膜表面长出突起状乳头状组织，较小时常无明显症状。

(二) 临床症状

胃息肉早期或无并发症时多无临床症状。有症状时常表现为上腹隐痛、腹胀、不适，少数可出现恶心、呕吐。合并糜烂或溃疡者可有上消化道出血，多表现为粪潜血试验阳性或黑便，呕血较为少见。位于幽门部的带蒂息肉，可脱入幽门管或十二指肠，导致幽门梗阻。长于贲门附近的息肉可致吞咽困难。

※ 胃息肉脉象
【器官定位】腰腹区，胃部位置。
【病象轮廓】胃部轮廓中，伴有不规则肉状轮廓。
【辅助脉象】肉状柔软感。

胃火

(一) 概述

胃火，病证名，指胃火炽盛而出现的证候。

(二) 临床症状

胃火炽盛，可沿足阳明胃经上炎，表现为牙龈肿痛、口臭、嘈杂易饥、便秘、烦热、口渴、牙疼、牙宣出血、颐肿、面赤等。

※ 胃火脉象
【器官定位】腰腹区，胃部位置。
【病象轮廓】胃部轮廓。
【辅助脉象】灼热感。

胃寒

(一) 概述

胃寒是指脾胃阳气虚衰，过食生冷，或寒邪直中所致阴寒凝滞胃腑的证候。症见胃脘疼痛，得温痛减，呕吐清涎，口淡喜热饮，食不化，舌淡苔白滑，脉沉迟。主要分为胃虚寒（胃阳虚）和胃实寒两型，前者多因脾胃阳气虚衰所致，后者多因寒邪伤胃所致。

(二) 临床症状

胃寒常因天气变冷、感寒食冷而引发疼痛，疼痛时伴有胃部寒凉感，得温症状减轻。许多胃病患者不敢吃冷、凉的食物，若气温下降，则会出现胃痛、腹泻等。

※ 胃寒脉象

【器官定位】腰腹区，胃部位置。

【病象轮廓】胃部轮廓。

【辅助脉象】凉感。

胃胀

(一) 概述

胃胀，病名。胀病之一。主证腹满、胃脘痛。引起胃胀的原因很多，如生活作息不规律，饮食不卫生等。

(二) 临床症状

患者多感胃脘部痞塞，胸膈满闷，有一种作饱、鼓胀或轻微疼痛不舒服的感觉，甚至厌食等。

※ 胃胀脉象

【器官定位】腰腹区，胃部位置。

【病象轮廓】胃部轮廓。

【辅助脉象】胀感。

胃酸

（一）概述

正常生理状态下胃酸分泌维持一定的量，如分泌过多，患者就会感到胃部不适，出现胃部灼烧感、吞酸、反胃、吐酸水等。

（二）临床症状

吞酸，反胃，吐酸水，烧心，反酸，灼痛不适，进食或服用碱性药物、抑酸药物可缓解。发生溃疡后可出现有规律的饥饿痛、夜间痛等。

※ 胃酸脉象

【器官定位】腰腹区，胃部位置。

【病象轮廓】胃部轮廓。

【辅助脉象】酸痛感。

十二指肠溃疡

（一）概述

十二指肠溃疡是我国人群中常见病、多发病之一，是消化性溃疡的常见类型。十二指肠溃疡多发生在十二指肠球部，以前壁居多，其次为后壁、下壁、上壁。

（二）临床症状

临床主要表现为上腹部疼痛，可为钝痛、灼痛、胀痛或剧痛，也可表现为仅在饥饿时隐痛不适。典型十二指肠溃疡表现为轻度或中度剑突下持续性疼痛，服用制酸剂或进食缓解。临床上约有2/3的疼痛呈节律性：早餐后1~3小时开始出现上腹痛，如不服药或进食则持续至午餐后才缓解；食后2~4小时又痛，进餐后可缓解。约半数患者有午夜痛，患者常可痛醒。节律性疼痛大多持续几周，随之缓解数月，可反复发生。

※ 十二指肠溃疡脉象

【器官定位】腰腹区，十二指肠位置。

【病象轮廓】肠形管状轮廓中，伴有凹陷轮廓。

【辅助脉象】糜烂柔软感、灼热感。

第三节　腰腹区域

结肠炎

(一) 概述

结肠炎是指各种原因引起的结肠炎症性病变，可由细菌、真菌、病毒、寄生虫、原虫等病原体引起，亦可由变态反应及理化因子引起。根据病因不同，结肠炎可分为特异性炎性病变和非特异性炎性病变，前者包括感染性结肠炎、缺血性结肠炎和伪膜性结肠炎等，后者包括溃疡性结肠炎及结肠Crohn病。主要临床表现为腹泻，腹痛，黏液便及脓血便，里急后重，甚则大便秘结，数日不行，常伴有消瘦、乏力等，多反复发作。溃疡性结肠炎在我国的发病率呈上升趋势，病程冗长，且有并发结肠癌的危险，因此受到人们越来越多的重视。此处主要介绍溃疡性结肠炎。

(二) 临床表现

1. 腹泻

黏液便及脓血便，轻者每天3～4次，重者数十次，呈血水样。

2. 腹痛

轻度患者无腹痛或仅有腹部不适。一般有轻度至中度腹痛，系左下腹或下腹阵痛，或全腹痛，排便后缓解。

3. 里急后重

因直肠炎症刺激所致。

4. 其他症状

贫血、发热、腹胀、消瘦、乏力、肠鸣、失眠、多梦、怕冷等症。

5. 并发症

中毒性巨结肠、结肠狭窄和梗阻、大出血、结肠息肉、结肠癌等。还可出现与自身免疫反应有关的肠外并发症，如关节炎、皮肤结节性红斑、口腔黏膜顽固性溃疡、虹膜炎等。

※ 结肠炎脉象

【器官定位】腰腹区，结肠位置。

【病象轮廓】结肠轮廓。

【辅助脉象】灼热感、流动感。

腹泻

(一) 概述

腹泻是一种常见症状，俗称"拉肚子"，是指排便次数明显超过平日习惯的频率，粪质稀薄，水分增加，每日排便量超过200g，或含未消化食物、脓血、黏液。腹泻常伴有排便急迫感、肛门不适、失禁等症状。临床上按病程长短，可分为急性腹泻和慢性腹泻两类。

(二) 临床症状

1. 急性腹泻

起病急，病程在2～3周之内，可分为水样泻和痢疾样泻，前者粪便不含血或脓，可不伴里急后重，腹痛较轻；后者有脓血便，常伴里急后重和腹部绞痛。感染性腹泻常伴有腹痛、恶心、呕吐及发热，小肠感染常为水样泻，大肠感染常含血性便。

2. 慢性腹泻

大便次数增多，每日排便在3次以上，便稀或不成形，粪便含水量大于85%，有时伴黏液、脓血，持续两个月以上，或间歇期在2～4周内的复发性腹泻。病变位于直肠和（或）乙状结肠的患者多有里急后重，每次排便量少，有时只排出少量气体和黏液，颜色较深，多呈黏冻状，可混血液，腹部不适位于腹部两侧或下腹。小肠病变引起腹泻的特点是腹部不适多位于脐周，并于餐后或便前加剧，无里急后重，粪便不成形，可呈液体状，色较淡，量较多。慢性胰腺炎和小肠吸收不良者，粪便中可见油滴，多泡沫，含食物残渣，有恶臭。血吸虫病、慢性痢疾、直肠癌、溃疡性结肠炎等引起的腹泻，粪便常带脓血。肠易激综合征和肠结核常有腹泻和便秘交替现象。

※ 直肠炎脉象

【器官定位】腰腹区，直肠下端位置。

【病象轮廓】直肠条形轮廓。

【辅助脉象】灼热感、流动感。

便秘

（一）概述

便秘是指排便次数减少，同时排便困难，粪便干结。正常人每日排便1～2次或1～2日排便1次，便秘患者每周排便少于3次，并且排便费力，粪质硬结、量少。

（二）临床症状

主要表现为排便次数减少和排便困难，许多患者的排便次数每周少于3次，严重者长达2～4周才排便一次。有的患者可突出表现为排便困难，排便时间长达30分钟以上，或每日排便多次，但排出困难，粪便硬结如羊粪状，且量很少。此外，腹胀、食欲缺乏，以及服用泻药不当，可引起排便前腹痛等。体检可见左下腹有存粪的肠袢，肛诊有粪块。

※ 便秘脉象

【器官定位】腰腹区，直肠下端位置。

【病象轮廓】直肠条形轮廓。

【辅助脉象】硬感。

痔疮

（一）概述

痔疮或者称痔，是临床上一种最常见的肛门疾病。痔是直肠下端的肛垫出现了病理性肥大。根据发生部位的不同，痔可分为内痔、外痔和混合痔。

(二)临床症状

1. 内痔

好发部位为截石位3、7、11点。主要表现为出血和脱出。内痔的常见临床症状是间歇性便后出鲜血。部分患者可伴发排便困难。当内痔合并发生血栓、嵌顿、感染时则出现疼痛。

2. 外痔

发生于肛门外部,如厕时有痛感,有时伴瘙痒。常见的外痔主要为结缔组织外痔(皮垂、皮赘)和炎性外痔。

3. 混合痔

内痔和外痔的症状可同时存在,临床上最常见,主要表现为便血、肛门疼痛及坠胀、肛门瘙痒等。

※ 痔疮脉象

【器官定位】腰腹区,肛门位置。

【病象轮廓】不规则圆形轮廓。

【辅助脉象】麻刺感、灼热感、痛感。

小腹受寒

(一)概述

女性本身就比男性怕冷,尤其是腹部,一旦着凉不仅会腹泻,还会影响月经,严重的还会致不孕。所以,女性要时刻注意保暖,平时少穿低腰裤。腹部是胸部到盆腔之间的部分,其内部的脏器包括胃、肠道、子宫等,与身体的衰老息息相关。

(二)临床表现

1. 发胖

小腹受寒常导致宫寒者,表现为浑身发胖,并伴有气短乏力、失眠多梦、月经过少、不排卵等症状。子宫热量不足,为了维护自身的生理机能,脂肪就充当起"护宫使者",子宫越冷身体就越需要囤积脂肪,从而引起发胖。

2.月经异常

经前小腹有坠胀感,白带清稀量多,腰酸或痛,两乳胀痛等,少数患者有反胃、作呕反应;行经腹痛,小腹发凉,月经周期延后,月经量少,月经色黑有血块,甚至月经停闭不行;热敷后疼痛可得到缓解,个别女性痛经达到难以忍受的程度。

3.下腹寒冷

自觉下腹部不暖,四肢不温,脚冷而疲软,口淡而无味,喜食辛燥,月经略有错后,有白带,小便频或失禁,舌质淡,苔白腻而滑,脉沉弱。

※ 小腹受寒脉象

【器官定位】腰腹区,腹部位置。

【病象轮廓】腹部圆形轮廓。

【辅助脉象】凉感。

腹痛

(一)概述

腹痛是临床常见的症状,也是促使患者就诊的原因。腹痛多因腹内组织或器官受到某种强烈刺激或损伤所致,也可因胸部疾病及全身性疾病所致。此外,腹痛又是一种主观感觉,腹痛的性质和强度,不仅受病变情况和刺激程度影响,而且受神经和心理等因素的影响,即患者对疼痛刺激的敏感性存在差异,相同病变的刺激在不同的患者或同一患者的不同时期引起的腹痛在性质、强度及持续时间上有所不同。

(二)临床表现

1.腹痛

腹痛的性质与病变所在脏器及病变的性质有关,如绞痛常为空腔脏器梗阻;胀痛常为内脏包膜张力增大,系膜的牵拉或空腔器官胀气扩张所致。疼痛的程度有时和病变严重程度相一致，但由于个体差异，有时疼痛的程度并不反映病变的程度。

腹痛的体表位置常和脊髓的节段性分布有关。通常情况下疼痛所在部位即为病变所在部位，但有一些病变引起的疼痛放射至固定的区域，如急性胆囊炎可放射至右肩胛部和背部，阑尾炎引起的疼痛可由脐周转移至右下腹。

2. 伴随症状

腹痛伴随发热提示炎症、结缔组织病、恶性肿瘤等；伴呕吐提示食管、胃或胆道疾病；呕吐量多提示有胃肠梗阻；伴腹泻提示肠道炎症、吸收不良、胰腺疾病；伴休克，同时有贫血，提示腹腔脏器破裂（如肝或脾破裂，或异位妊娠破裂），心肌梗死、肺炎也可有腹痛伴休克，应提高警惕；伴尿急、尿频、尿痛、血尿等，提示可能有泌尿系感染或结石；伴消化道出血，如柏油样便或呕血，提示消化性溃疡或胃炎等；如为鲜血便或暗红色血便，常提示溃疡性结肠炎、结肠癌、肠结核等。

※ 腹痛脉象

【器官定位】腰腹区，腹部位置。

【病象轮廓】腹部圆形轮廓。

【辅助脉象】痛感。

肾结石

(一) 概述

肾结石是一些晶体物质（如钙、草酸、尿酸、胱氨酸等）和有机基质（如基质A、酸性黏多糖等）在肾脏的异常聚积所致，为泌尿系统的常见病、多发病。男性发病多于女性，多发生于青壮年，左右侧的发病率无明显差异。90%的肾结石含有钙，其中草酸钙结石最常见。40%～75%的肾结石患者有不同程度的腰痛。结石较大，移动度很小，表现为腰部酸胀不适，或在活动增加时有隐痛或钝痛。较小结石引发的绞痛，常骤然发生，腰腹部刀割样剧烈疼痛，呈阵发性。泌尿系统任何部位均可发生结石，但常始发于肾，肾结石形成时多位于肾盂或肾盏，可排入输尿管和膀胱，输尿管结石几乎全部来自肾脏。肾结石的形成过程是某些因素造成尿中晶体物质浓度升高或溶解度降低，呈过饱和状态，析出结晶并在局部生长、聚积，最终形成结石。影响结石形成的因素很多，年龄、性别、种族、遗传、环境因素、饮食习惯和职业与结石的形成相关。机体的代谢异常（如甲状旁腺功能亢进、皮质醇增多症、高血糖）、长期卧床、营养缺乏（维生素B6缺乏、缺镁饮食）、尿路梗阻、感染、异物和药物，都是结石形成的常见病因。

(二)临床症状

肾结石的症状取决于结石的大小、形状、所在部位，以及有无感染、梗阻等并发症。肾结石的患者大多没有症状，除非肾结石从肾脏掉落到输尿管造成输尿管的尿液阻塞。常见的症状有腰腹部绞痛、恶心、呕吐、烦躁不安、腹胀、血尿等。如果合并尿路感染，也可能出现畏寒发热等现象。急性肾绞痛常使患者疼痛难忍。

表面光滑的小结石能随尿液排出而不引起明显症状；固定在肾盂、下肾盏内又无感染的结石也可无任何症状。即使较大的鹿角结石，若未引起肾盏、肾盂梗阻或感染，也可长期无明显症状，或仅有轻度肾区不适或酸胀感

1.疼痛

（1）胀痛或钝痛：主要是由于较大结石在肾盂或肾盏内压迫、摩擦或引起积水所致。

（2）绞痛：由较小结石在肾盂或输尿管内移动，刺激输尿管引起痉挛所致。疼痛常突然发作，始于背、腰或肋腹部，沿输尿管向下腹部、大腿内侧、外阴部放射，可伴有排尿困难、恶心呕吐、大汗淋漓等。

2.血尿

血尿常伴随疼痛出现。有时候患者无疼痛感，只有血尿或镜下血尿有时正是肾结石的早期征兆。

3.尿不畅

在疼痛和血尿发作时，可有沙粒或小结石随尿排出。结石通过尿道时

有尿流堵塞及尿道内刺痛感，结石排出后尿流立即恢复通畅，患者顿感轻松舒适。

4.感染症状

合并感染时可出现脓尿，急性发作时有畏寒、发热、腰痛、尿频、尿急、尿痛症状。

5.肾功能不全

一侧肾结石引起梗阻，可引起该侧肾积水和进行性肾功能减退；双侧肾结石或孤立肾结石引起梗阻，可发展为肾功能不全。

6.尿闭

双侧肾结石引起两侧尿路梗阻、孤立肾或唯一有功能的肾结石梗阻可发生尿闭；一侧肾结石梗阻，对侧可发生反射性尿闭。

7.腰部包块

结石梗阻引起严重肾积水时，可在腰部或上腹部扪及包块。

※ 肾结石脉象

【器官定位】腰腹区，肾脏位置。

【病象轮廓】肾形轮廓内部，伴有沙粒状轮廓。

【辅助脉象】涩感、刺手感。

肾积水

(一)概述

肾积水是指尿液从肾盂排出受阻，蓄积后肾内压力升高，肾盏、肾盂扩张，肾实质萎缩，造成尿液积聚在肾内。如潴留的尿液发生感染，则称为感染性肾积水；当肾组织因感染而坏死失去功能，肾盂充满脓液，称为肾积脓或脓肾。造成肾积水最主要的病因是肾盂输尿管交界处梗阻。

(二)临床症状

患者往往长期无症状，直至出现腹部包块和腰部胀痛感时才被注意。包块多在无意中发现，一般有囊性感。疼痛一般较轻，甚至完全无痛。但在间歇性肾积水病例（由于异位血管压迫或肾下垂引起）中可出现肾绞痛，疼痛剧烈，沿肋缘、输尿管走行放射，多伴有恶心、呕吐、腹胀、尿少。一般在短时间或数小时内缓解，随之排出大量尿液。

肾积水并发感染，则有脓尿和全身中毒症状，如寒战、发热、头痛以及胃肠功能紊乱。有的患者以尿路感染为最初症状，凡对尿路感染治疗效果不好的患者，一定要注意梗阻因素的存在。梗阻严重时，炎性渗出物不能经尿排出，尿内无白细胞，但此种情况下局部疼痛和压痛都更明显。

胀大的肾积水后，较易受到外伤的影响，轻微损伤即可能引起破裂和出血。尿液流入腹膜后间隙或腹膜腔即引起严重反应，包括疼痛、压痛和全身症状。

※ 肾积水脉象
【器官定位】腰腹区，肾脏位置。
【病象轮廓】肾形轮廓内部，伴有水纹状轮廓。
【辅助脉象】水流感、胀感。

肾寒

(一) 概述
肾寒，是由于风寒湿邪侵犯人体泌尿（生殖）系统，引起发病。如《圣济总录》论曰："肾寒者足胫微弱，腰重小腹满……此由肾阳气不足，为寒气所中，五泌不和而成，故名肾寒"。

(二) 临床症状
足胫微弱，腰重，少腹胀满，气上抢心，痛引胁下。

※ 肾寒脉象
【器官定位】腰腹区，肾脏位置。
【病象轮廓】肾形轮廓。
【辅助脉象】凉感。

肾热

(一) 概述

肾热有虚实之分,即肾实热、肾虚热。

(二) 临床症状

肾热主要表现为头晕目眩,耳鸣耳聋,牙齿松动或疼痛,傍晚口干,烦热,失眠,盗汗,伴有腰膝酸痛或胫骨痛、足跟痛及遗精等。

※ 肾热脉象
【器官定位】腰腹区,肾脏位置。
【病象轮廓】肾形轮廓。
【辅助脉象】灼热感。

肾炎

(一) 概述

肾炎是由免疫介导,炎症介质(如补体、细胞因子、活性氧等)参与,最后导致肾固有组织发生炎性改变,引起不同程度肾功能减退的一组肾脏疾病,可由多种病因引起。在慢性过程中也有非免疫、非炎症机制参与。

(二) 临床症状

主要表现为乏力、腰部疼痛、纳差、肉眼血尿、水肿、高血压、肾功能异常、尿量减少(部分患者少尿)、充血性心力衰竭等。

※ 肾炎脉象
【器官定位】腰腹区,肾脏位置。
【病象轮廓】肾形轮廓。
【辅助脉象】胀感、灼热感。

肾脏纤维化

(一) 概述

肾脏纤维化是一种病理生理改变,是肾脏的功能由健康到损伤,再到损坏,直至功能丧失的渐进过程。肾脏由于受到创伤、感染、炎症、血循环障碍,以及免疫反应等多种致病因素刺激,其固有细胞受损,发展到后期出现大量胶原沉积和积聚,造成肾实质逐渐硬化,形成瘢痕,直至肾脏完全丧失脏器功能。肾脏内固有细胞纤维化、硬化的过程也就是肾脏纤维化的过程。

(二) 临床症状

1. 一期

该期是肾脏组织受各种致病原因损伤后,出现炎症反应。此期在临床上除仅有尿检异常外,无任何不适,亦称无症状期。由于肾小球的滤过功能代偿性很强,此时的肾功能可不受影响或有轻度损伤,但在肾脏内部炎症反应后的病理损伤是严重的,部分患者已经出现肾小球硬化,其临床症状的出现是滞后的。

2. 二期

即纤维化形成期。该期是肾脏纤维化形成已发展到全肾脏组织,纤维化形成后的炎症损伤已破坏健康肾单位,影响了肾功能,病情已进入失代偿期或肾衰竭期。

3. 三期

即瘢痕形成期。肾脏纤维组织一旦发展成瘢痕组织,是不可逆的。如果患者还有1000多毫升尿量,就说明还有保持尿量的残存肾功能,通过微化中药多靶点治疗保护好目前的残存肾单位,使肾功能不再继续恶化进展,就有希望逐渐延长透析时间或逐渐摆脱透析。

※ 肾纤维化脉象

【器官定位】腰腹区,肾脏位置。

【病象轮廓】肾形轮廓内部,伴有线状条形轮廓。

【辅助脉象】光滑感。

肾绞痛

(一) 概述

肾绞痛通常指由于泌尿系结石尤其是输尿管结石导致突然发作的肾区剧烈疼痛,急性肾绞痛大多是由于结石所致,而且大部分发生于输尿管结石,故所谓的肾绞痛其实很大一部分是输尿管绞痛。肾绞痛不是一个独立的疾病,而是由于多种原因导致的肾盂或者输尿管平滑肌痉挛所致,其发病没有任何先兆,疼痛程度甚至可以超过分娩、骨折、创伤、手术等。

(二) 临床症状

急性肾绞痛的典型临床表现为腰部或上腹部疼痛,剧烈难忍,阵发性发作,同时有镜下血尿、恶心、呕吐,查体时患者肋脊角压痛明显。典型的绞痛常始发于肋脊角处腰背部和上腹部,偶尔起始于肋骨下缘,并沿输尿管行径放射至同侧腹股沟、大腿内侧、男性阴囊或女性大阴唇。疼痛程度取决于患者的痛阈、感受力、梗阻近侧输尿管和肾盂压力变化的速度和程度等。输尿管蠕动、结石移动、间断性梗阻均可加重肾绞痛。疼痛最明显的地方往往是梗阻发生的部位。结石在输尿管内向下移动仅引起间歇性梗阻。

肾绞痛表现为三个临床阶段:

1. 急性期

典型的发作多发生于早间和晚上,能使患者从睡眠中痛醒。当发生在白天时,疼痛发作具有一定的缓慢性和隐匿性,常为持续性,平稳且逐渐加重。有些患者疼痛在发病后30分钟或更长时间内达到高峰。

2. 持续期

典型的病例一般在发病后1～2小时达到高峰。一旦疼痛达到高峰,疼痛就趋向持续状态,直至治疗或自行缓解。最痛的这个时期称为肾绞痛持续期,该时期持续1～4小时,但也有些病例长达12小时。

3. 缓解期

疼痛迅速减轻，患者感觉疼痛缓解。

※ 肾绞痛脉象

【器官定位】腰腹区，肾脏位置。

【病象轮廓】肾形轮廓。

【辅助脉象】刺痛感。

膀胱炎

(一) 概述

膀胱炎是发生在膀胱的炎症，主要由特异性和非特异性细菌感染引起，还有其他特殊类型的膀胱炎。特异性感染指膀胱结核而言。非特异性膀胱炎系大肠杆菌、副大肠杆菌、变形杆菌、绿脓杆菌、粪链球菌和金黄色葡萄球菌所致。其临床表现有急性与慢性两种。前者发病突然，排尿时有烧灼感，并在尿道区有疼痛，有时有尿急和严重的尿频，女性常见，终末血尿常见，严重时有肉眼血尿和血块排出。慢性膀胱炎的症状与急性膀胱炎相似，但无高热，症状可持续数周或间歇性发作，患者出现乏力、消瘦，腰腹部及膀胱会阴区不舒适或隐痛。

(二) 临床表现

1. 急性膀胱炎

常突然起病，排尿时尿道有烧灼痛，尿频，往往伴尿急，严重时类似尿失禁，尿频尿急常特别明显，每小时可达5～6次以上，每次尿量不多，甚至只有几滴，排尿终末可有下腹部疼痛。尿液混浊，有时出现血尿，常在终末期明显。

耻骨上膀胱区有轻度压痛，部分患者可见轻度腰痛。炎症病变局限于膀胱黏膜时，常无发热及血中白细胞增多，全身症状轻微，部分患者有疲乏感。女性新婚后发生急性膀胱炎，称为蜜月膀胱炎。急性膀胱炎病程较短，如及时治疗，症状多在1周左右消失。

2. 慢性膀胱炎

尿频、尿急、尿痛症状长期存在，且反复发作，但不如急性期严重，尿中有少量或中量脓细胞、红细胞。膀胱炎如果及时治疗的话，症状很快消失，但患者不能掉以轻心，要坚持治疗，在医生通过检查确认膀胱炎已经治愈再停止治疗，以防急性膀胱炎转成慢性。

※ 膀胱炎脉象

【器官定位】腰腹区，膀胱位置。

【病象轮廓】膀胱球状轮廓。

【辅助脉象】灼热感。

膀胱结石

(一) 概述

膀胱结石是指在膀胱内形成的结石，分为原发性膀胱结石和继发性膀胱结石两种。前者是指在膀胱内形成的结石，多由于营养不良引起，多发于儿童。随着我国经济的不断发展，儿童膀胱结石现已呈下降趋势。后者则是指来源于上尿路或继发于下尿路梗阻、感染、膀胱异物或神经源性膀胱等因素而形成的膀胱结石。在经济发达地区，膀胱结石主要发生于老年男性，且多患前列腺增生症或尿道狭窄；而在贫困地区则多见于儿童，女性少见。

(二) 临床表现

主要症状是疼痛和血尿。其程度与结石部位、大小、活动与否及有无并发症及其程度等因素有关。

※ 膀胱结石脉象

【器官定位】腰腹区，膀胱位置。

【病象轮廓】膀胱球状轮廓内，伴有沙粒状轮廓。

【辅助脉象】涩感、刺手感。

输尿管结石

(一) 概述

输尿管结石绝大多数来源于肾脏，包括肾结石或体外震波后结石碎块降落所致。由于尿盐晶体较易随尿液排入膀胱，故原发性输尿管结石极少见。当有输尿管狭窄、憩室、异物等诱发因素时，尿液潴留和感染会促使输尿管结石形成。输尿管结石大多为单个，左右侧发病大致相似，双侧输尿管结石约占2%～6%，结石约50%～60%位于输尿管下段。输尿管结石临床多见于青壮年，20～40岁发病率最高，男与女之比为4.5∶1。

(二) 临床表现

输尿管结石常见并发症是梗阻和感染，前者可引起肾积水，出现上腹部或腰部肿块；后者则表现为尿路感染症状。

※ 输尿管结石脉象
【器官定位】腰腹区，输尿管位置。
【病象轮廓】直线状管形轮廓内部，伴有沙粒状轮廓。
【辅助脉象】涩感、刺手感。

输精管炎

(一) 概述

输精管炎指输精管的感染性疾病，好发于青少年，可单发，可双侧同时受累。单纯输精管炎少见，常与附睾炎同时存在。可以是一般普通细菌的非特异性感染，也可以是特异性病原体感染，如结核性、淋病性等。本病分急性输精管炎和慢性输精管炎两大类。炎症改变可导致输精管阻塞，引起继发性不育症。

(二) 临床表现

1. 急性输精管炎
患侧阴囊坠胀疼痛，皮肤红肿，疼痛放射至腹部及同侧大腿根部，常

163

致患者曲腰捧腹。阴囊局部压痛，输精管触痛明显。严重者可伴发热，输精管四周形成化脓性病灶。

2. 慢性输精管炎

患侧阴囊坠胀疼痛或红肿，疼痛放射至腹部、大腿根部。其临床症状较急性输精管炎轻，起病缓慢，且有反复发作史。常伴发睾丸炎、附睾炎。体检可见阴囊段输精管增粗变硬，病情严重者输精管与四周粘连，提睾肌紧张，阴囊及睾丸上缩。输精管损伤或施行输精管结扎术后发生的输精管炎结节，以结节为中心向两端发展，输精管增粗或粘连，结节可为痛性结节或无症状性结节。

※ 输精管炎脉象

【器官定位】腰腹区，输精管位置。

【病象轮廓】斜线形管状轮廓。

【辅助脉象】灼热感、痛感。

前列腺增生

(一) 概述

前列腺增生，又称前列腺肥大，是中老年男性常见疾病之一，发病率随年龄递增，但有增生病变时不一定有临床症状，多数患者随着年龄的增长，排尿困难等症状随之增加。

(二) 临床症状

前列腺增生的早期由于代偿，症状不典型，随着下尿路梗阻加重，症状逐渐明显，临床症状包括储尿期症状、排尿期症状以及排尿后症状。由于病程进展缓慢，难以确定起病时间。

1. 储尿期症状

该期主要症状包括尿频、尿急、尿失禁及夜尿多等。

（1）尿频、夜尿增多：尿频，夜尿次数增加，但每次尿量不多。膀胱逼尿肌失代偿后，发生慢性尿潴留，膀胱的有效容量因而减少，排尿间隔时间更为缩短。若伴有膀胱结石或感染，则尿频愈加明显，且伴有尿痛。

（2）尿急、失禁：下尿路梗阻时，50%～80%的患者有尿急或急迫性尿失禁。

2. 排尿期症状

该期症状包括排尿无力不畅、排尿困难及间断排尿等。

随着腺体增大，机械性梗阻加重，排尿困难加重，下尿路梗阻的程度与腺体大小不成正比。由于尿道阻力增加，患者排尿起始延缓，排尿时间延长，射程不远，尿线细而无力，小便分叉，有尿不尽感觉。如梗阻进一步加重，患者必须增加腹压以帮助排尿。呼吸使腹压变化，出现尿流中断及淋漓。

3. 排尿后症状

该期症状包括排尿不尽，尿后滴沥等。

尿不尽、残余尿增多：残余尿是膀胱逼尿肌失代偿的结果。当残余尿量很大，膀胱过度膨胀且压力很高，高于尿道阻力，尿便自行从尿道溢出，称充溢性尿失禁。有的患者平时残余尿不多，但在受凉、饮酒、憋尿、服用药物或其他原因引起交感神经兴奋时，可突然发生急性尿潴留。尿潴留的症状可时好时坏。部分患者以急性尿潴留为首发症状。

※ 前列腺增生脉象

【器官定位】腰腹区，前列腺位置。

【病象轮廓】板栗状轮廓。

【辅助脉象】胀感、肥大感。

前列腺炎

(一)概述

前列腺炎是指由多种复杂原因引起的，以尿道刺激症状和慢性盆腔疼痛为主要临床表现的前列腺疾病。前列腺炎是泌尿外科的常见病，50岁以下男性患者中本病发病率占首位。尽管前列腺炎的发病率很高，但病因仍不清楚，尤其是非细菌性前列腺炎，因此治疗以改善症状为主。1995年美国国立卫生研究院（NIH）制定了一种新的前列腺炎分类方法，分为4型，I型：相当于传统分类方法中的急性细菌性前列腺炎；II型：相当于传统分类方法中的慢性细菌性前列腺炎；III型：慢性前列腺炎/慢性盆腔疼痛综合征；IV型：无症状性前列腺炎。其中，非细菌性前列腺炎远较细菌性前列腺炎多见。

（二）临床症状

I型前列腺炎常突然发病，表现为寒战、发热、疲乏无力等全身症状，伴有会阴部和耻骨上疼痛，可有尿频、尿急和直肠刺激症状，甚至急性尿潴留。

II型和III型前列腺炎临床症状相似，多有疼痛和排尿异常等。不论哪一类型慢性前列腺炎，都可表现为相似临床症状，统称为前列腺炎症候群，包括盆骶疼痛、排尿异常和性功能障碍。盆骶疼痛表现极其复杂，疼痛一般位于耻骨上、腰骶部及会阴部，为放射痛，可表现为尿道、精索、睾丸、腹股沟、腹内侧部疼痛，向腹部放射酷似急腹症，沿尿路放射酷似肾绞痛，往往导致误诊。排尿异常表现为尿频、尿急、尿痛、排尿不畅、尿分叉、尿后沥滴、夜尿次数增多，尿后或大便时尿道流出乳白色分泌物等。偶尔并发性功能障碍，包括性欲减退、早泄、射精痛、勃起减弱及阳痿。IV型前列腺炎无临床症状，仅在有关前列腺方面的检查时发现炎症证据。

※ 前列腺炎脉象
【器官定位】腰腹区，前列腺位置。
【病象轮廓】板栗状轮廓。
【辅助脉象】灼热感。

前列腺钙化

（一）概述

前列腺钙化是男性常见的前列腺病变之一，多发生在40～60岁。所谓钙化，在病理学上指局部组织中有钙盐沉积，可以是正常生理过程，也可见于某些病理情况。因缺乏典型的临床症状和体征，前列腺钙化多在检查前列腺疾病及泌尿系统其他疾病时，经影像学检查被发现。在影像学检查中，前列腺钙化表现为前列腺内强回声灶或高密度灶，随着超声技术的普及与提高，前列腺钙化的检出率显著增加。

前列腺钙化应与前列腺结石相鉴别。前列腺结石是指患者前列腺腺管内及前列腺腺泡内形成的真性结石。这种结石小如米粒大小，可呈现圆形或椭圆形，质地坚硬。但目前医学影像学技术很难分辨前列腺钙化灶存在于腺泡内或腺管内（真性结石），还是存在于基质内（假性结石）。因此，目前多数学者赞同在影像学检查中，将前列腺内强回声灶或高密度灶，统称为前列腺钙化。

(二) 临床症状

前列腺钙化本身无明显症状和体征。

※ 前列腺钙化脉象

【器官定位】腰腹区，前列腺位置。

【病象轮廓】板栗状轮廓内部，伴有边缘清楚的不规则轮廓。

【辅助脉象】硬涩感。

宫颈炎

(一) 概述

宫颈炎是妇科常见疾病之一，多见于育龄妇女，为宫颈受损伤和病原体侵袭而致，包括子宫颈阴道部炎症及子宫颈管黏膜炎症。

(二) 临床症状

1. 急性宫颈炎

主要表现为阴道分泌物增多，呈黏液脓性，阴道分泌物刺激可引起外阴瘙痒及灼热感，可有性交痛、下腹坠痛等症状。若合并尿路感染，可出现尿急、尿频、尿痛。若为淋病奈瑟菌感染，因尿道旁腺、前庭大腺受累，可见尿道口、阴道口黏膜充血、水肿以及大量脓性分泌物，常与阴道炎和子宫内膜炎同时发生。葡萄球菌、链球菌等化脓菌感染可向上蔓延导致盆腔结缔组织炎。沙眼衣原体感染所致的急性宫颈炎症状常不明显，甚至无症状。

2. 慢性宫颈炎

（1）白带增多：慢性宫颈炎患者可无症状，有时白带增多可为唯一症状，为淡黄色白带，有时可带有血丝，也可有接触性出血。偶有分泌物刺激引起外阴瘙痒不适。

（2）下腹或腰骶部疼痛：为常见症状，经期、排便时加重，可有性交痛。当炎症蔓延，形成慢性子宫旁结缔组织炎时疼痛更甚。

（3）尿路刺激征：当炎症蔓延波及膀胱三角区或膀胱周围的结缔组织时，可出现尿路刺激症状，尿频或排尿困难。

（4）其他症状：部分患者可出现月经不调、痛经、盆腔沉重感等。

※ 宫颈炎脉象

【器官定位】腰腹区，宫颈位置。

【病象轮廓】宫颈圆饼状轮廓。

【辅助脉象】灼热感。

宫颈糜烂

(一) 概述

宫颈糜烂曾经是一个困扰了很多女性的一个疾病。体检时绝大多数妇女会被诊断为宫颈糜烂。2008年，第7版《妇产科学》教材取消"宫颈糜烂"病名，以"宫颈柱状上皮异位"生理现象取代。宫颈糜烂，实际上是过去对宫颈的一种正常表现的错误认识。

(二) 临床表现

宫颈柱状上皮异位属正常生理现象，没有特殊的临床表现。有些人可能会有接触性出血的表现，但只是宫颈的个体差异。

如果白带增多、发黄，有异味时，则是宫颈炎症的表现。宫颈那囊和宫颈肥大,也是宫颈慢性炎症的结果。

※ 宫颈糜烂脉象

【器官定位】腰腹区,宫颈位置。

【病象轮廓】宫颈圆饼状轮廓,中间伴有凹陷洞状轮廓。

【辅助脉象】糜烂柔软感、灼热感。

子宫颈癌

(一) 概述

子宫颈癌是最常见的妇科恶性肿瘤,高发年龄为50～55岁,近年来,发病有年轻化的趋势。随着宫颈细胞学筛查的普遍应用,宫颈癌和癌前病变得以被早期发现和治疗,发病率和死亡率已明显下降。

(二) 临床表现

早期宫颈癌常无明显症状和体征,宫颈光滑或难与宫颈柱状上皮异位区别。子宫颈管型患者因宫颈外观正常易漏诊或误诊。随着病变发展,可出现以下表现:

1. 阴道流血

早期多为接触性出血;中晚期为不规则阴道流血。出血量根据病灶大小、侵及间质内血管情况而不同,若侵袭大血管可引起大出血。年轻患者也可表现为经期延长、经量增多;老年患者常为绝经后不规则阴道流血。一般外生型癌较早出现阴道出血症状,出血量多;内生型癌出血较晚。

2. 阴道排液

多数患者有白色或血性、稀薄如水样或米泔状、腥臭的阴道排液。晚期患者因癌组织坏死伴感染,可有大量米汤样或脓性恶臭白带。

3. 晚期症状

根据癌灶累及范围出现不同的继发性症状,如尿频、尿急、便秘、下肢肿痛等。癌肿压迫或累及输尿管时,可引起输尿管梗阻、肾盂积水及尿毒症。晚期可有贫血、恶病质等全身衰竭症状。

※ 宫颈癌脉象

【器官定位】腰腹区，宫颈位置。

【病象轮廓】宫颈圆饼状轮廓中伴有硬块形轮廓，边缘不清晰。

【辅助脉象】硬感，粗糙涩感。

卵巢囊肿

(一) 概述

卵巢肿瘤是女性生殖器常见肿瘤，有各种不同的性质和形态，即一侧性或双侧性、囊性或实性、良性或恶性，其中以囊性多见，有一定的恶性比例。

(二) 临床症状

中等大以下的腹内包块，如无并发症或恶变，其最大特点为可动性，往往能自盆腔推移至腹腔。恶性或炎症情况，肿物活动受限，有压痛，甚至出现腹膜刺激症状、腹水等。

※ 卵巢囊肿脉象

【器官定位】腰腹区，卵巢位置。

【病象轮廓】卵巢椭圆状轮廓中，伴有气球状轮廓。

【辅助脉象】柔软感、气胀感。

月经

月经指伴随卵巢周期性变化而出现的子宫内膜周期性脱落及出血。规律月经的出现是生殖功能成熟的重要标志。

※ 月经脉象

【器官定位】腰腹区，生殖系统。

【病象轮廓】直线状管形轮廓。

【辅助脉象】流水气泡感。

痛经

(一) 概述

痛经为最常见的妇科病之一，指行经前后或月经期出现下腹部疼痛、坠胀，伴有腰酸或其他不适。痛经分为原发性痛经和继发性痛经两类，原发性痛经指生殖器官无器质性病变的痛经；继发性痛经指由于盆腔器质性疾病，如子宫内膜异位症、子宫腺肌病等引起的痛经。

(二) 临床表现

1. 原发性痛经在青春期多见，常在初潮后1～2年内发病，伴随月经周期规律性发作，以小腹疼痛为主要症状。继发性痛经症状同原发性痛经，因内膜异位引起的继发性痛经常常进行性加重。

2. 疼痛多自月经来潮后开始，最早出现在经前12小时，以行经第1日疼痛最剧烈，持续2～3日后缓解。疼痛常呈痉挛性，一般不伴有腹肌紧张或反跳痛。

3. 可伴有恶心、呕吐、腹泻、头晕、乏力等症状，严重时面色发白、出冷汗。

4. 妇科检查无异常发现。

※ 痛经脉象
【器官定位】腰腹区，生殖系统。
【病象轮廓】直线状管形轮廓。
【辅助脉象】疼痛感。

输卵管堵塞

(一) 概述

输卵管堵塞主要导致女性不孕，占女性不孕的25%～35%，主要是因流产、炎症等因素，引起输卵管粘连、充血、水肿而阻塞。继发性输卵管梗阻的发生率和盆腔炎的发生率直接相关。

(二) 临床症状

一般来说，没有典型症状，最常见的表现是不孕。输卵管运送精子，摄取卵子，把受精卵运送到子宫腔，输卵管堵塞，阻碍精子与受精卵的通行，导致不孕或宫外孕。如果是盆腔炎症造成的输卵管梗阻，可伴有下腹疼痛、腰痛、分泌物增多、性交痛等。

※ 输卵管堵塞脉象

【器官定位】腰腹区，输卵管位置。

【病象轮廓】斜线状管形轮廓，管体伴有断裂轮廓。

【辅助脉象】堵塞感。

宫寒

(一) 概述

"宫寒"一词最早出现于汉代张仲景的《金匮要略·妇人杂病篇》："宫寒经闭，不孕病，温经汤。"此后历代中医论著中都有对宫寒的描述，但其并不是一个专有病名，和"宫冷""胞胎寒"表述不同，含义相同，都是描述胞宫寒冷。但是"宫寒"已经成为深入人心的热词，也通常会被广泛地运用在今天的日常生活中，尤其是多数不孕妇女都从不同的途径对这个词有深切的感受和认识。因此，有必要梳理一下这个词汇的含义。"宫"可指西医学的"子宫"，也可指中医学的"胞宫"，后者更多的含义是泛指女性内生殖器官（子宫、输卵管、卵巢）及其功能。因此，这里的"宫"理解为"胞宫"会有助于更好地理解宫寒的含义和所指的疾病。"寒"在中医中首先是一个常见的致病原因，即贪凉涉水、寒邪侵袭、贪食寒凉食物等都可招致外来之"寒"侵入人体，停滞于经脉、脏腑中，当然也包括胞宫，这种寒多为"实寒"。另一方面，"寒"在中医中还指病理产物之"寒"积聚在人体经脉脏腑中，这种病理产物的"寒"因人体脾肾阳虚，无法正常运化水湿，而停滞在人体经脉脏腑中，这种寒多为"虚寒"。所以，广义的"宫寒"，即由于外来之寒邪或者是人体脾肾阳虚所生之内寒停滞在女性胞宫，使胞宫的功能受损而发生的一系列疾病的统称。

(二)临床症状

因不同发病原因和不同的发病阶段,宫寒可在女性的经、孕、乳、杂病等各方面有多种不同的临床表现,如表现为月经期疾病可有:月经量少错后、闭经、经期浮肿、经期腹泻、痛经;表现为孕期疾病可有:先兆流产、习惯性流产、宫外孕等;表现为哺乳期疾病可有:恶露淋漓不尽、产后腹痛等;表现为妇科杂病可有:慢性盆腔痛、子宫内膜异位症、阴道炎、不孕等等。中医判断寒气的其他全身表现还有小腹冷痛,得热痛减,怕冷、手足发凉、腰酸腰凉、性欲淡漠、大便稀溏,舌质黯淡,苔白,脉沉濡等。

※ 宫寒脉象

【器官定位】腰腹区,子宫位置。

【病象轮廓】子宫形轮廓。

【辅助脉象】凉感。

阴道炎

(一)概述

阴道炎即阴道炎症,多因各种病原菌包括细菌、霉菌及原虫等引起阴道炎性改变。正常健康妇女阴道由于解剖组织的特点对病原体的侵入有自然防御功能。如阴道口的闭合,阴道前后壁紧贴,阴道上皮细胞在雌激素的影响下的增生和表层细胞角化,阴道酸碱度保持平衡,使适应碱性的病原体的繁殖受到抑制,而颈管黏液呈碱性,当阴道的自然防御功能受到破坏时,病原体易于侵入,导致阴道炎症。

(二)临床症状

主要表现为白带增多、外阴瘙痒、疼痛及烧灼感、性交痛等。

※ 阴道炎脉象

【器官定位】腰腹区,阴道位置。

【病象轮廓】阴道管形轮廓。

【辅助脉象】灼热感。

四象脉诊

第四节　骨骼与关节

颈椎骨质增生

（一）概述

颈椎骨质增生即颈椎的退行性病变，主要是由于机械应力分布失衡或负载过度引起软骨磨损所致。

（二）临床表现

颈项部强硬，活动受限，颈部活动有弹响声，疼痛常向肩部和上肢放射，手和手指有麻木、触电样感觉，可因颈部活动到某个角度而加重。累及不同部位可出现不同的症状，严重者可压迫颈髓导致瘫痪。某些类型颈椎病还会引起颈性眩晕、颈椎病性高血压、心脑血管疾病、胃炎、心绞痛、吞咽困难等。

※颈椎骨质增生脉象
【器官定位】头颈区，颈椎位置。
【病象轮廓】颈椎椎体轮廓，伴有增大轮廓。
【辅助脉象】麻刺、痛感。

颈椎肌肉疼痛

（一）概述

颈部肌肉韧带损伤引起颈部酸痛，而姿势不正确及长时间肌肉韧带过度牵拉，压迫神经，易造成不适感，而姿势的不正确，更易造成骨刺的产生。对于颈部关节而言，因突然的外力造成颈部韧带及软组织过度拉扯，如车祸、激烈的接触性运动、长时间姿势不良，皆容易造成力学性疼痛。

（二）临床表现

1. 颈部疼痛

疼痛有局部性、传导性的特点。所谓局部性是指单纯颈部感到疼痛，可能是韧带扭伤、肌肉拉伤，或者是关节的磨损退化所致。所谓传导性是指除了颈部不适之外，同时伴随手麻、手酸痛，多是颈椎神经根被压迫，或者是从颈部到手臂，甚至手腕的筋膜炎症、粘连、紧缩所致。

2. 颈部扭伤

俗称"落枕"。由于风寒侵袭项背，血凝气滞，经络不舒；或睡觉时颈部位置不当；或头部猛力扭转等，引起的颈部一侧疼痛。

3. 颈部僵硬

颈部僵硬为持续性的肌肉收缩过度，不但使颈部肌肉血液供应减少，也造成代谢物如乳酸等聚积，而引起肌肉缺血性疼痛。头后部疼痛及头顶痛，则可能是头部或颈椎病变引起的张力头痛。

4. 不能转颈

不能转颈是闭锁综合征的症状。闭锁综合症又称闭锁症候群，系脑桥基底部病变所致，主要见于脑干的血管病变，多为基底动脉脑桥分支双侧闭塞，导致脑桥基底部双侧梗死所致。

※ 颈椎肌肉疼痛脉象

【器官定位】头颈区，颈椎位置。

【病象轮廓】颈椎肌肉条形轮廓。

【辅助脉象】硬感、痛感。

颈椎生理曲度变直

(一)概述

颈椎曲度变直又称颈椎生理曲度消失或颈椎生理曲度反弓，多因姿势不当引起。

(二)临床表现

头、颈、肩、背、手臂酸痛，颈部僵硬，活动受限。有些患者可能不会出现任何症状，有些可能会因压迫神经根出现手麻木（神经根型颈椎病）、颈部疼痛不适等症状，更严重的会出现头晕、眼花、恶心、走路眩晕等症状。

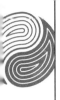

※颈椎骨骼变形脉象

【器官定位】头颈区，颈椎位置。

【病象轮廓】颈椎椎体轮廓，伴有反张、倾斜、凹陷轮廓。

【辅助脉象】麻刺、痛感、硬感。

颈椎受寒

（一）概述

颈椎受寒是因对颈椎保护不当，受到风寒之气的反复侵扰而成。

（二）临床表现

颈肌活动受限、僵硬，拔火罐后有黑色砂点及水泡出现。

※颈椎受寒脉象

【器官定位】头颈区，颈椎位置。

【病象轮廓】颈椎椎体轮廓、肌肉轮廓。

【辅助脉象】凉感。

腰椎间盘突出症

（一）概述

腰椎间盘突出是较为常见的疾患之一，主要是因为腰椎间盘各部分包括髓核、纤维环及软骨板，尤其是髓核，有不同程度的退行性改变后，在外力因素的作用下，椎间盘的纤维环破裂，髓核组织从破裂之处突出（或脱出）于后方或椎管内，导致相邻脊神经根遭受刺激或压迫，从而产生腰部疼痛，一侧下肢或双下肢麻木、疼痛等症状。

（二）临床症状

腰部疼痛，一侧下肢或双下肢麻木、疼痛等。腰椎间盘突出以L_{4-5}、$L_5 \sim S_1$发病率最高，约占95%。

※ 腰间盘突出脉象

【器官定位】腰腹区，L$_{1-5}$。

【病象轮廓】腰部椎体，伴有增大、突出轮廓。

【辅助脉象】胀感、痛感。

腰肌劳损

(一) 概述

腰肌劳损，又称功能性腰痛、慢性下腰损伤、腰臀肌筋膜炎等，实为腰部肌肉及其附着点筋膜或骨膜的慢性损伤性炎症，是腰痛的常见原因之一，主要表现为腰或腰骶部胀痛、酸痛，反复发作，疼痛可随气候变化或劳累程度而变化，如日间劳累后加重，休息后可减轻，时轻时重。

(二) 临床症状

1. 腰部酸痛或胀痛，部分刺痛或灼痛。

2. 劳累时加重，休息时减轻；活动和经常改变体位时减轻，活动过度又加重。

3. 不能坚持弯腰工作，常被迫时时伸腰或以拳击打腰部以缓解疼痛。

4. 腰部有压痛点，多在骶棘肌处、骶骨后骶棘肌止点处或腰椎横突处。

5. 腰部外形及活动多无异常，也无明显腰肌痉挛，少数患者腰部活动稍受限。

※ 腰肌劳损脉象

【器官定位】腰腹区，腹部肌肉。

【病象轮廓】腰部肌肉轮廓。

【辅助脉象】硬感、痛感、凉感。

腰椎滑脱

（一）概述

腰椎滑脱是由于先天性发育不良、创伤、劳损等造成相邻椎体骨性连接异常，而发生的上位椎体与下位椎体部分或全部滑移，表现为腰骶部疼痛、坐骨神经受累、间歇性跛行等症状。

（二）临床症状

1. 腰骶部疼痛

多表现为钝痛，极少数患者可发生严重的尾骨疼痛。疼痛可在劳累后出现，或于一次扭伤之后持续存在。站立、弯腰时加重，卧床休息后减轻或消失。

2. 坐骨神经受累

表现为下肢放射痛和麻木，这是由于椎体峡部断裂处的纤维结缔组织或增生骨痂压迫神经根，滑脱时神经根受牵拉。直腿抬高试验多为阳性。

3. 间歇性跛行

若神经受压或合并腰椎管狭窄则常出现间歇性跛行症状。

4. 马尾神经受牵拉或受压迫

腰椎滑脱严重时，马尾神经受累，可出现下肢乏力、鞍区麻木及大小便功能障碍等症状。

5. 腰椎前凸增加，臀部后凸

腰椎滑脱较重的患者可能会出现腰部凹陷、腹部前凸，甚至躯干缩短，走路时出现摇摆。

6. 触诊

滑脱上一个棘突前移，腰后部有台阶感，棘突压痛。

※ 腰椎滑脱脉象

【器官定位】腰腹区，L_{1-5}。

【病象轮廓】腰部椎体，伴有增大、凹陷轮廓。

【辅助脉象】酸胀、痛感。

腰痛

(一)概述

腰痛为临床常见症状,以腰部一侧或两侧疼痛为主,常可放射到腿部,常伴有外感或内伤症状。

(二)临床症状

1. 肾结石、输尿管结石

肾结石所导致的腰痛大多剧烈,且多向大腿内侧放射,严重时伴有大汗及恶心的症状。

2. 泌尿系统感染

肾盂肾炎的腰痛多为一侧,此外,还伴有发热、肾区叩击痛、血尿、尿频、尿急、尿痛等症状。

3. 肾炎及肾病综合征

患者常常伴有腰部的隐隐不适和酸疼,但这种腰痛远不如肾盂肾炎及肾结石引起的疼痛强烈。

※ 腰痛脉象
【器官定位】腰腹区,L_{1-5}。
【病象轮廓】腰部肌肉轮廓。
【辅助脉象】痛感、硬感。

脊柱侧弯

(一)概述

脊柱侧弯又称脊柱侧凸,是一种脊柱的三维畸形,包括冠状位、矢状位和轴位上的序列异常。正常人的脊柱从后面看应该是一条直线,并且躯干两侧对称。如果从正面看双肩不等高或后面看到后背左右不平,就应怀疑脊柱侧弯。

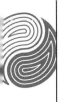

(二) 临床症状

轻度的脊柱侧凸通常没有明显不适，外观上也看不到明显的躯体畸形。较重的脊柱侧凸则会影响婴幼儿及青少年的生长发育，使身体变形，严重者影响心肺功能，甚至累及脊髓，造成瘫痪。

※ 脊柱侧弯脉象

【器官定位】胸背区，T_{1-12}。

【病象轮廓】胸椎椎体，伴有增大轮廓。

【辅助脉象】酸软感、痛感。

强直性脊柱炎

(一) 概述

强直性脊柱炎是以骶髂关节和脊柱附着点炎症为主要症状的疾病，是四肢大关节，以及椎间盘纤维环及其附近结缔组织纤维化和骨化，以及关节强直为病变特点的慢性炎性疾病。强直性脊柱炎属风湿病范畴，主要病变部位在脊柱，累及骶髂关节，引起脊柱强直和纤维化，造成不同程度的眼、肺、肌肉、骨骼病变，为自身免疫性疾病。

(二) 临床症状

1. 初期症状

强直性脊柱炎一般起病比较隐匿，早期可无任何临床症状，有些患者在早期可表现出轻度的全身症状，如乏力、消瘦、长期或间断低热、厌食、轻度贫血等。由于病情较轻，大多不能早期发现，致使病情延误，失去最佳治疗时机。

2. 关节病变

患者多有关节病变，且绝大多数首先侵犯骶髂关节，以后上行发展至颈椎。少数患者先有颈椎或几个脊柱段同时受侵犯，也可侵犯周围关节，早期病变处关节有炎性疼痛，伴有关节周围肌肉痉挛，有僵硬感，晨起明显。也可表现为夜间疼，活动或服止痛剂后缓解。随着病情发展，关节疼痛减轻，而各脊柱段及关节活动受限，出现畸形，晚期整个脊柱和下肢变成僵硬的弓形，向前屈曲。

此外，耻骨联合亦可受累，骨盆上缘、坐骨结节、股骨大粗隆及足跟部可有骨炎症状，早期表现为局部软组织肿、痛，晚期有骨性粗大。一般周围关节炎可发生在脊柱炎之前或之后，局部症状与类风湿关节炎不易区别，但遗留畸形者较少。

3. 关节外病变

关节外病变大多出现在强直性脊柱炎后，偶有骨骼肌肉症状。可侵犯全身多个系统，并伴发多种疾病。

（1）心脏病变：以主动脉瓣病变较为常见。当病变累及冠状动脉口时，可发生心绞痛。少数发生主动脉肌瘤、心包炎和心肌炎。

（2）眼部病变：25%的患者有结膜炎、虹膜炎、眼色素层炎或葡萄膜炎，后者偶可并发自发性眼前房出血。

（3）耳部病变：在发生慢性中耳炎的强直性脊柱炎患者中，其关节外表现明显多于无慢性中耳炎的强直性脊柱炎患者。

（4）肺部病变：少数强直性脊柱炎患者后期可并发上肺叶斑点状不规则的纤维化病变，表现为咳痰、气喘，甚至咯血，并可能伴有反复发作的肺炎或胸膜炎。

（5）神经系统病变：由于脊柱强直及骨质疏松，易出现颈椎脱位、脊柱骨折，从而引起脊髓压迫症。如发生椎间盘炎则引起剧烈疼痛。

※ 强制性脊柱炎脉象

【器官定位】头劲区、胸背区、腰腹区对应C_{1-7}、T_{1-12}、L_{1-5}、S_{1-5}。

【病象轮廓】椎体，伴有竹节形轮廓。

【辅助脉象】硬感。

肩周炎

(一) 概述

肩周炎又称肩关节周围炎，俗称"凝肩""五十肩"，是以肩部逐渐产生

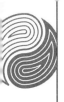

疼痛，夜间为甚，逐渐加重，肩关节活动功能受限且日益加重，达到某种程度后逐渐缓解，直至最后完全复原为主要表现的肩关节囊及其周围韧带、肌腱和滑囊的慢性特异性炎症。

(二)临床症状

1. 肩部疼痛

起初肩部呈阵发性疼痛，多数为慢性发作，以后疼痛逐渐加剧，或钝痛，或刀割样痛，且呈持续性。气候变化或劳累后常使疼痛加重，可向颈项及上肢（特别是肘部）扩散，当肩部偶然受到碰撞或牵拉时，常引起撕裂样剧痛。肩痛昼轻夜重为本病一大特点。若因受寒而致痛者，则对气候变化特别敏感。

2. 肩关节活动受限

肩关节向各方向活动均可受限，以外展、上举、内旋、外旋尤为明显。随着病情进展，由于长期废用引起关节囊及肩周软组织的粘连，肌力逐渐下降，加上喙肱韧带固定于缩短的内旋位等因素，使肩关节各方向的主动和被动活动均受限，特别是梳头、穿衣、洗脸、叉腰等动作均难以完成，严重时肘关节功能也可受影响，屈肘时手不能摸到同侧肩部，尤其在手臂后伸时不能完成屈肘动作。

3. 怕冷

患者肩怕冷，不少患者终年用棉垫包肩，即使在暑月，肩部也不敢吹风。

4. 压痛

多数患者在肩关节周围可触到明显的压痛点，压痛点多在肱二头肌长头肌腱沟、肩峰下滑囊、喙突、冈上肌附着点等处。

5. 肌肉痉挛与萎缩

三角肌、冈上肌等肩周围肌肉早期可出现痉挛，晚期可发生失用性肌萎缩，出现肩峰突起，上举不便，后伸不能等典型症状，此时疼痛症状反而减轻。

※ 肩周炎脉象

【器官定位】胸背区，肩部位置。

【病象轮廓】肩部肌肉轮廓。

【辅助脉象】硬感、痛感。

肘关节痛

(一) 概述

肘关节痛多见于肱骨外上髁炎和肘部外伤。肱骨外上髁炎是指肘关节外侧、肱骨外上髁部局限性疼痛，并影响到伸腕和前臂旋转功能的急慢性、劳损性疾病，也称网球肘。肘关节痛好发于前臂劳动强度较大的人，如理发员、木匠、铁匠、厨师、折纸工，运动员中以网球、羽毛球、乒乓球运动员较多见。

(二) 临床表现

中年人群多见，男性多于女性，右侧多于左侧。其疼痛特点为肘关节外侧疼痛；疼痛呈持续性、逐渐加重；疼痛性质为酸痛或刺痛；部分患者疼痛可向前臂及腕部或上臂放射；在提、拉、端重物或旋转用力(如拧毛巾)时疼痛加重；常因疼痛而致前臂无力、握力减弱，休息时疼痛明显减轻或消失。

※ 肘关节疼痛脉象

【器官定位】腰腹区，肘关节位置。

【病象轮廓】圆形肘关节轮廓。

【辅助脉象】痛感。

肩背肌肉痛

(一) 概述

肩背部肌肉痛可能是由颈椎病引起，也有可能是腰背肌筋膜炎或痰湿引起。

(二)临床表现

1. 阴雨天颈肩背部酸痛

肩胛背神经是来自颈5神经根与胸长神经合干的神经。肩胛背神经卡压以颈肩背部不适、酸痛为主要症状。颈部不适与天气有关,阴雨天、冬天加重,劳累后也可加重。

2. 肩胛骨酸痛

肩胛骨位于胸廓的后面,是三角形扁骨,介于第2~7肋之间。肩胛骨酸痛是由肌肉长时间痉挛变形引起的,也可能因为长期一个姿势,经常引起慢性的肌肉炎症造成的后果。

3. 肩关节痛

肩周酸痛不适,又名"漏肩风""肩关节周围炎""五十肩",其肩关节功能障碍突出者又有"冻结肩"之称。

4. 肩膀酸痛

肩膀酸疼一般是由肩周炎或者颈椎病引起的。

5. 肩背痛

肩背痛患者很多,大多为肩背局部骨或软组织疾病所致,也可能是肿瘤转移至肩部所致。因此,临床上治疗肩背部疼痛不能肩痛医肩,背痛医背,盲目采用按摩、刮痧、拔火罐等治疗方法,使患者失去最佳治疗时机。

6. 背部酸痛

以腰部、背部、肩部、腿部的放射性疼痛、酸痛、挤压痛、咳嗽痛、牵拉痛等为主,轻则影响正常生活,重则损害健康,严重者可丧失劳动能力。

※ 肩背肌肉痛脉象

【器官定位】胸背区,对应T_{1-12}。

【病象轮廓】背部肌肉轮廓。

【辅助脉象】痛感。

后背肌肉僵硬

(一) 概述

后背肌肉僵硬用手按即感到酸痛，一般早晨醒来时症状较重。

(二) 临床表现

身体上部活动受限并伴有痛、酸胀感，手臂不能最大限度地上举。

※ 后背肌肉僵硬脉象

【器官定位】胸背区，对应T_{1-12}。

【病象轮廓】背部肌肉轮廓。

【辅助脉象】硬感。

膝关节滑膜炎

(一) 概述

膝关节滑膜炎是一种无菌型炎症，是由于膝关节扭伤和多种关节内损伤引起。滑膜的功能异常会导致关节液无法正常生成和吸收，使膝关节产生积液。滑膜的形态改变还会侵袭膝关节软骨，不及时治疗会导致膝关节骨性关节炎，存在很大的致残风险。

(二) 临床症状

青壮年多因急性创伤和慢性损伤所致。急性外伤包括：膝关节扭伤、半月板损伤、侧副韧带或交叉韧带损伤，关节内积液或有时积血，表现为急性膝关节外伤性滑膜炎。老年人多发滑膜炎，主要是因软骨退变与骨质增生产生的机械性生物化学性刺激，继发滑膜水肿、渗出和积液等。有时也可因单纯膝关节滑膜损伤或长期慢性膝关节劳损所致，使膝关节逐渐出现肿胀和功能障碍，进而形成慢性膝关节滑膜炎。

膝关节滑膜炎在任何年龄阶段都会发生。对于年轻人来说，他们通常会有较大的运动量，因此在运动中易因膝关节受到打击、扭转、运动过度而出现肿胀、疼痛、活动困难、跛行、局部皮肤温度高、皮肤肿胀紧张或关节穿刺出血性液体等症状。

※膝关节滑膜炎脉象

【器官定位】腿足区，膝关节位置。

【病象轮廓】关节圆形轮廓。

【辅助脉象】液体蠕动感、痛感、灼热感。

膝关节骨性关节炎（增生性关节炎）

(一)概述

膝关节骨性关节炎指内分泌紊乱使骨关节发生退行性变，关节软骨退变、断裂，甚至脱落，软骨下骨质增生，骨刺形成，出现关节疼痛，活动不利，功能障碍等症状。本病的发展缓慢，呈隐袭性。

(二)临床表现

发病缓慢，多处关节受累，早期症状是关节疼痛，受累关节活动不便，以晨起尤为显著，活动后可减轻，并出现行走时失落感。过度运动则关节疼痛加剧，休息后疼痛减轻。

※膝关节增生性炎症脉象

【器官定位】腿足区，膝关节位置。

【病象轮廓】关节圆形轮廓。

【辅助脉象】增大感、酸痛感。

膝关节痛

(一)概述

膝关节痛常见于骨性关节炎、膝关节滑膜炎、髌骨软化症、半月板损伤等。

1. 骨性关节炎

骨性关节炎是一种以关节软骨的变性、破坏及骨质增生为特征的慢性关节病，又称增生性膝关节炎、老年性膝关节炎。临床上以中老年人群发病最常见，女性多于男性。病理特点为关节软骨的退行性变，软骨下骨质变密

（硬化），边缘性骨软骨骨赘形成和关节畸形。

2. 滑膜炎

膝关节滑膜炎是指膝关节受到急性创伤或慢性劳损时，引起滑膜损伤或破裂，导致膝关节腔内积血或积液的一种非感染性炎症反应疾患，可分为急性创伤性滑膜炎和慢性损伤性滑膜炎。急性创伤性滑膜炎多发生于爱运动的青年人；慢性损伤性滑膜炎多发于中老年人、肥胖者或膝关节过度负重的人。

3. 髌骨软化症

髌骨软骨软化症是髌骨软骨面因慢性损伤后，软骨肿胀、龟裂、破碎、侵袭、脱落，最后与之相对的股骨髁软骨也发生相同病理改变，而形成髌股关节的骨关节病。

4. 半月板损伤

半月板损伤是膝部最常见损伤之一，多见于青壮年，男性多于女性。

（二）临床表现

1. 骨性关节炎

（1）发病缓慢，多见于中老年肥胖女性，往往有劳累史。

（2）膝关节活动时疼痛加重，其特点是初起疼痛为阵发性，后为持续性，劳累及夜间更甚，上下楼梯疼痛明显。

（3）膝关节活动受限，甚则跛行。极少数患者可出现交锁现象或膝关节积液。

（4）关节活动时可有弹响、磨擦音，部分患者关节肿胀，日久可见关节畸形。

（5）膝关节痛是本病患者就医常见的主诉。其早期症状为上下楼梯时的疼痛，尤其是下楼时为甚，单侧或双侧交替出现，出现关节肿大，多因骨性肥大造成，也可因关节腔积液所致。出现滑膜肥厚的很少见。严重者出现膝内翻畸形。

2. 滑膜炎

（1）如果是急性损伤，出现膝关节血肿。关节血肿一般是在伤后即时

四家脉诊

或之后1～2小时内发生，膝及小腿部有广泛的瘀血斑。触诊时皮肤或肿胀处有紧张感，浮髌试验阳性。常有全身症状，如瘀血引起的发热，局部热甚。本病常是其他损伤的合并症，临床时要仔细检查，以防漏诊。

（2）慢性劳损或损伤性膝关节滑膜炎，为急性膝关节滑膜炎处理不当转为慢性所致，临床上多见于老年人，或伴有膝内翻、膝外翻或其他膝部畸形的患者，或有膝关节骨质增生症者等。

3. 髌骨软化症

青年运动员多见，初期为髌骨下疼痛，稍加活动后缓解，运动过久后又加重，休息后逐渐消失。髌骨边缘压痛，伸膝位挤压或推动髌骨可有摩擦感，伴疼痛。后期形成髌股关节炎时，可继发滑膜炎而出现关节积液。病程长者，可出现股四头肌萎缩。

4. 半月板损伤

半数以上的患者有膝关节扭伤史，伴膝关节肿胀、疼痛和功能障碍。疼痛是常见的表现，通常局限于半月板损伤侧，个别外侧半月板撕裂可伴内侧疼痛，有的患者自觉关节内有响声和撕裂感，膝关节不能完全伸直。膝部广泛疼痛者，多与积液或关节积血使滑膜膨胀有关，这种疼痛可逐渐减轻，但不能消失。肿胀见于绝大多数患者，损伤初期肿胀严重，随时间的推移，肿胀逐渐消退，以后发作肿胀减轻。

※膝关节痛脉象

【器官定位】腿足区，膝关节位置。

【病象轮廓】关节圆形轮廓中。

【辅助脉象】痛感。

小腿胀痛

(一) 概述

小腿腓部肌肉疼痛和压痛是静脉血栓形成的特征性表现。静脉血栓形成是静脉的一种急性非化脓性炎症，并伴有继发性血管腔内血栓形成，主要累及四肢浅表静脉或下肢深静脉。其临床特点为患肢局部肿痛、皮下可扪及有压痛的条索状物或伴有病变远端浅表静脉曲张等静脉回流受阻现象，偶可因血栓脱落而造成肺栓塞。

(二)临床表现

产后、骨折及创伤、手术后的患者，若出现肢体疼痛、肿胀、浅静脉怒张，应考虑本病的可能。诊断有困难时，静脉压测量及静脉造影术放射性核素下肢静脉造影有助于诊断，且较安全。多普勒超声血流探测仪可用以检查髂外静脉、股静脉的血栓形成，但对肌肉深层或盆腔内静脉血栓的检查不准确。

※ 小腿胀痛脉象

【器官定位】腿足区，小腿位置。

【病象轮廓】小腿条状形轮廓。

【辅助脉象】痛感、胀感。

脚胀痛

(一)概述

脚胀痛原因很多，多因局部血液循环不畅所致，一些心脏疾病、风湿性疾病都可能出现脚胀痛。如果长期疼痛，建议去医院就诊。

(二)临床表现

脚背部肌肉有胀感，按压有痛感，行走不便。

※ 脚胀痛脉象

【器官定位】腿足区，脚部位置。

【病象轮廓】脚形轮廓。

【辅助脉象】痛感、胀感。

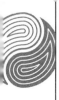

踝关节损伤

（一）概述

踝关节损伤较常见，多因间接外力所致。如行走时踏入凹处使踝关节突然内翻、内收，即可损伤外侧副韧带，严重者可合并踝关节骨折。治疗不及时或不彻底，日后会反复扭伤，以致影响关节功能。

（二）临床表现

局部疼痛、肿胀、瘀血、压痛，若足向健侧翻转者，患侧痛加剧。

※ 踝关节损伤脉象

【器官定位】腿足区，踝关节位置。

【病象轮廓】踝关节圆形轮廓。

【辅助脉象】疼痛感。

跟骨骨刺

（一）概述

跟骨骨刺是中老年人的常见病与多发病。据报道，在所有因足部疾患而就诊的患者中，有15%为跟痛症，而其中73%由跟骨骨刺引起。跟骨骨刺是跟骨结节处向前延伸的骨赘，其尖端埋于跖筋膜和趾短屈肌腱起点内。引起跟骨骨刺的原因多为跟垫组织退变后，跟底承受的压力直接传导到跟骨，刺激局部韧带、筋膜、骨膜，致充血、水肿、成骨及骨化；也可因跖筋膜及趾短屈肌的附着部牵拉、刺激所致；亦可见于类风湿关节炎。总之，跟骨骨刺是其附着组织炎性刺激后的最终结果。一般无症状，只有在其附着组织炎症期才出现局部疼痛、压痛、负重痛、跛行等。

（二）临床表现

1. 足跟痛

足跟痛是跟骨骨刺的主要症状，轻者仅有不适感，严重者呈撕裂样锐痛，站立或行走时加重，患者常脚尖不能着地，顺足跟着地而出现跛行。由跟骨骨刺引起的足跟痛症状常有以下发作特点：由于牵拉骨膜上的足底筋膜，跟骨下骨刺在早期形成阶段可引起疼痛，此时骨刺很小，甚至X线检查也不能发现。随着骨刺增大，疼痛常消失，这或许与足的适应性变化有关，因此X线上可见典型的骨刺，可以没有症状。经过一段无症状期以后，或由于局部外伤，骨刺可自发地产生疼痛。

2. 压痛

可出现患足底广泛压痛，以跟骨内侧结节处最明显。在踝背屈时，手指用力按压整个筋膜内缘，有压痛则证明存在筋膜炎。这表明跟骨骨刺引起足跟痛与周围软组织受刺激有关。

3. 足弓加深

患足足弓加深，跖长韧带和跖腱膜在足伸平时像弓弦一样在足弓处可清楚摸到，表明跖长韧带与跖腱膜极度紧张。

※ 跟骨骨刺脉象
【器官定位】腿足区，跟骨位置。
【病象轮廓】圆形轮廓。
【辅助脉象】刺痛感、硬感。

左右腿足严重度对比

【对比方法】对比左右腿足病象的严重程度。

器官摘除

※ 器官摘除脉象
【器官定位】相关所属脏器。
【病象轮廓】脏器中存在缺失或塌陷的不完整轮廓。
【辅助脉象】空无感。

四象脉诊

第十章　四象脉实战运用

案例一：刘某某　女　69岁

咳嗽，痰多12年，加重一周。患者12年前因感冒引起咳嗽、气喘，此后每年入冬即发，其他季节可因感冒引发，输液治疗后缓解，但又因感冒而复发。由于患者很容易感冒，疾病发作频繁，一周前不慎外感，病情加重。症见咳嗽气喘，痰白量多，胸闷不舒。平素食少纳差，餐后腹胀，肢体困重，乏力气短，动则汗出，舌淡苔白腻。

※脉诊：在头颈区与肺区连接处，摸到三叉管形轮廓，并伴有灼热感、水泡黏腻感。

※诊断：慢性支气管炎。

案例二：张某某　男　80岁

胸闷痛3年，半年来病情逐渐加重。胸闷痛，每日发作2次，每次数分钟，多于劳累后发作。症见心烦失眠，易惊善恐，头晕气短，脘痞呕恶，纳呆食少，大便溏薄，肢体沉重，口苦，形体肥胖，舌胖淡暗，苔黄腻。

※脉诊：胸背区心脏轮廓中伴有血管轮廓，并有硬感、麻刺感、痛感、快速感等辅助脉象。

※诊断：冠心病、心绞痛。

案例三：万某某　男　61岁

左侧肢体活动不利，伴舌强语塞半月。半月前因争吵而头痛，随即左侧上下肢活动不利，走路常跌倒，说话含糊不清。体胖，自觉乏力，肢冷，头昏，左侧肢体不遂，语言不利，舌黯淡胖大有齿痕，苔白腻。

※脉诊：头颈区出现多根血管阻塞轮廓，并伴有胀感与硬感。

※诊断：脑梗死。

案例四：孙某某　男　55岁

阴囊潮湿1年。患者一年前曾小腹会阴不适，同时小便频数，由于症状不严重，又不经常发作，未予正规治疗。3月前无诱因出现阴囊潮湿，如同水洗，患者自觉乏力、易汗，肢冷畏寒，腰酸腿软，阳痿，食冷易腹泻，阴囊潮湿冰冷，小腹略有不适感，尿后有白浊。

※ 脉诊：在腰腹区摸到板栗状轮廓，并伴有灼热感、麻刺感。

※ 诊断：慢性前列腺炎。

案例五：赵某某　男　39岁

腰痛5年，加重1个月。患者5年前感冒后，出现持续性腰痛、浮肿等症状，后逐渐恢复。近一月又出现腰痛症状，且日渐消瘦，面色晦暗，口唇略紫，自觉腰痛，劳累后加重，易乏力，口干而渴，舌暗红有瘀斑，苔略黄而不腻。

※ 脉象：在腰腹区摸到肾形轮廓，并伴有灼热感。

※ 诊断：慢性肾炎。

案例六：金某某　女　44岁

心悸、失眠、手颤3个月。患者平素急躁易怒，3个月前失恋，此后逐渐出现失眠，时有心悸、汗出、手颤，并逐渐加重，近一周症状明显加重，伴有面热、烦躁、饮食大增、身体反见消瘦，舌红苔黄干。

※ 脉诊：在头颈区位置摸到甲状腺椭圆形轮廓，并伴有快速感、热感、电麻感。

※ 诊断：甲状腺功能亢进。

案例七：陈某某　女　62岁

头晕3年。患者3年前无诱因出现头晕，持续至今。现症见头晕，头痛如裹，有时刺痛，失眠，心悸，潮热，肢冷畏寒，夜尿频多，有时双手麻木，舌淡苔厚腻。患者平素喜肉食,无不良嗜好。

※脉诊:1.在胸背区摸到主动脉扩张轮廓,并伴有胀感及麻刺感。

2.在头颈区摸到头部轮廓,并伴有胀晕感。

※诊断:高血压。

案例八:马某某　男　29岁

咽部不适感2年。患者2年前因感冒出现咽痛,用抗生素和抗病毒药治疗后,基本缓解。但此后经常有咽部不适感,严重时有灼痛,干咳,并有异物感,曾多处求治,未获根除。平素嗜烟酒,喜辛辣。

※脉诊:在头颈区摸到竖状管形轮廓及椭圆形轮廓,伴有痛感、灼热感。

※诊断:慢性咽炎。

案例九:礼某某　男　41岁

颈痛2周,右侧颈痛加重1天。昨日无诱因感右侧颈项酸痛加重,经外院推拿治疗后当晚颈项酸痛加剧,活动严重受限,并影响左手活动,咳嗽喷嚏时亦感牵掣不适。舌暗红,苔薄。

※脉诊:在头颈区位置摸到颈椎椎体条形轮廓,并伴有痛感。

※诊断:颈椎病。

案例十:万某某　女　48岁

便溏20余年。患者便溏反复发作20余年,期间治疗从未间断,严重时伴腹痛,痛不可忍。乏力,口干,舌苔厚腻。平素易烦躁。

※脉诊:在腰腹区摸到结肠轮廓,并伴有灼热感、痛感。

※诊断:慢性结肠炎。

主要参考文献

1.王冰.黄帝内经 [M].北京:中医古籍出版社,2003.

2.李灿东.中医诊断学 [M].北京:中国中医药出版社,2016.

3.王叔和.脉经语译 [M].沈炎南.译.北京:人民卫生出版社,1993.

4.王明.抱朴子内篇校释 [M].上海科学技术出版社,2010.

5.南京中医药大学.伤寒论译释 [M].上海:上海科学技术出版社,2010.

6.陈鼓应.老子注译及评介 [M].中华书局,2009.

7.马王堆汉墓帛书整理小组.马王堆汉墓帛书:五十二病方 [M].北京:文物出版社,1979.

8.陈鼓应.庄子今注今译 [M].北京:商务印书馆,2007.

9.孙振声.易经入门 [M].北京:文化艺术出版社,1988.

10.邵雍.皇极经世书 [M].郑州:中州古籍出版社,1992.

11.孙诒让.周礼正义 [M].北京:中华书局,2013.

12.黄怀信.鹖冠子校注 [M].北京:中华书局,2014.

四家脉诊

后记

　　本人学习和从事的专业是现代医学，对道家医学理论知识的一些体会理解，是自幼受到的家传熏染。个人在执业过程中，感到中国传统医学与现代医学颇有共通之处，可以相互借鉴补充，取两者之所长来造福世人。本书的写作初衷是工作多年后，逐渐察觉到中国传统医学出现越来越大的人员与学术断层，许多优秀的医术医理没有得到良好的继承和保留，众多传统医学的学习者不得其门而入，慢慢失去信心。目睹优秀的医术技法濒于失传，明知世人疾苦却难分身兼顾，医者的感慨和痛惜莫过于此。所以，我和罗虚道长对道医与传统中医理论做了一些研究，从适应现代医学的原则出发，在技术理论、教学方法、练习方法等方面做了一些探索创新的工作，改进了道医技法和传统脉学，创造了医圣道医的四象脉诊法。这套脉诊法与传统脉学相比有几处不同：一是公开了道家秘传的练气导引功法，公开了秘传的医圣道医辅助手象（也称为脉象手感）的练习与使用方法，并融入了象数易理的道家心法，令指下脉象触感呈现真实，从而使这套脉诊法兼具中医辨证和西医辨病的功能；二是独创了使用四指切脉的理论技法，能够使诊断更为细致，且不用刻意关注脉诊的位置与力度，在患者体表皮肤任意一处就可以获取全部脉象。最重要的是，相较于传统脉学，四象脉诊法比较容易学习理解和掌握。

　　我曾开展过近千名病患的诊断对比实践，查阅病历后通过脉诊核验，将现代医学仪器和传统脉诊法进行效果对比，结论是：仪器产生的报告具有直观性，化验报告在数据量化分析上是极其精确的，脉诊法在整体情况和细微环节上是非常全面的，在病因、病机分析上是相当可靠的。我也专门对人体疼痛病症和针灸治疗做了一些学习研究，发现药物治疗对于许多种类的疼痛病症效果一般，治疗周期长，容易产生药物依赖或加重肝肾功能负担，针灸治疗却有突出的效果，往往能够做到快速见效，短期治愈。传统中医的针具过于粗大，患者望而生畏，在使用中也容易造成外伤。因此，我改进了家传古方，发明了一种表面麻醉剂，又结合家传针法改良了针具，并获专利认证。麻醉剂和新型针具的使用，减少了治疗时的痛苦，解除了患者心理恐惧，也算是获得了些许经验成就。但这与现代科学的发展是分不开的，如果没有现代物理、化学工业、药理、毒理、冶金、金相、探矿等学科和制造业的发展进步，就不可能大批量快速制作出这样集合锋利、纤细、坚硬、柔韧、易清洁、便携、易用、廉价、无毒性、效果突出等优点于一体的钢针。按照现代医疗卫生的标准要求，针具使用一次后必须丢弃，可是站在古人的角度来看，这样的针具不啻为传世神器。这些实验性的探索和多年从业的感受令我深刻认识到传统中医学和现代医学绝不应该是二元对立的，在医学领域的不同场景中，两种医学各擅胜场。

在和罗虚道长研究脉诊技法的同时，我们也在尝试着改进教学模式，使之更为快速高效。我们先选择了一些性别、年龄、身体条件、教育背景、从事行业、所处地域等方面各有差异的学生，通过观察汇总他们掌握知识点的难易程度、课后实践中遇到的问题、提问答疑的内容等信息，不断调整教学方案。随后，我们甄选了一些对脉诊领会掌握比较深入的学生作为讲师来培养，着重培训脉诊技法的教学要点，并鼓励他们积极实践。在学生们的教学能力日趋成熟时，开办了由这些学生们主导的商业性质和公益性质的社会公开教学课程，采用了5～6人的小组化教学模式，在脉诊课程的每一个教学关键点之后，都穿插了由经验丰富的组长引领带动演练的环节。这些课程非常成功，社会公开课的学员在掌握速度和理解程度上，与我和罗虚道长的亲自教学没有任何差别，组长们的自身经验快速复制给了学员，使得学习入门率近于百分之百，在缩短了教学课程时长的同时，极大提高了教学群体规模的上限。而且，商业课程中的学生们不少是医疗行业的从业者，具备较强的理论知识基础，掌握速度极快，表现非常优异。这些课程的成功，也为四象脉诊的传播奠定了教学基础。当技能掌握的中心环节在于传授者与学习者的良好互动时，就表明了四象脉诊的技法、理论和教学模式已经趋近于成熟。

四象脉诊法于古法中衍生，却未拘泥于此，这也是我首次将家族历代传承的道医心法公诸于世，期许能够为中国传统医学注入一些崭新的生命力，帮助现代医学打开未知的视野领域。不过，尽管在传授内容中破除了禁忌，做到有教无类，不藏私保留，但传授与学习的模式上仍须依照古法，必须遵循"口传心授"的方式学习才能掌握领会四象脉诊。这不仅是作为道家学识的继承者对先贤们的探索进取示以尊崇的形式，也是快速得到正确经验，破除迷惑障碍，少走弯路的方法。而只研读文字不经亲授，将无可避免地再次走入古代中医与道医分道扬镳的歧路。我的学生们会持续开办免费的公益体验课程，学习者能够体会到四象脉诊的真实和与传统脉诊的差异。在岐黄普济中医研究院的官方网站（www.qihuangpuji.com）中有各地课程专栏预告，无论是体验公益课程还是学习商业课程，掌握一定的脉诊断病基础，对于了解自身、照顾家人和友人都是有益的。即便新奇的感觉过后不再有兴趣，这也并不要紧，或许如同火星火种随风飘散，在未来的某一时刻，在未知的某一地方，就会熊熊燃烧起来。愿能广播天下，使世人能够学有所得，关爱照护家人。

本书仓促写就，错讹之处在所难免，对于中国古代医学的发展历程和道家理论的论述，实在不能够通过简短的篇幅表述清楚，但四象脉诊理论中包含的一些知识内容不仅是现代医学难以认同的，甚至传统中医或许也不易接受，因此不得不加以烦冗的说明解释，恳请专业人士批评指正。在脉诊辨证和辨病举例中有关病症的表述，使用了《中医诊断学》等专业书籍的内容，如果是一般性的学术著作或关于病理分析的论文，引用其他书籍的文字应有限制要求，但本书目的是正确传播脉诊技术，所针对的读者群体也不完全是医疗从业者，为了避免学习者产生错误认知，还是应该引用正规医学教育书籍中对病证的专业表述内容为妥。

必须着重提及的一点是，以道医的眼光来看，掌握四象脉诊并非难事，而医圣道医所认为的至难，是不满足现状，不能故步自封，应勤于修行，严格要求自己，不断提升加强自我品德修养。所有医者都应以著名道医孙思邈的名言作为圭旨："凡大医治病，必当安神定志，无欲无求，先发大慈恻隐之心，誓愿普救含灵之苦。"

愿与莘莘学子共勉，不忘初心，不弃初心！